あらゆる不調は姿勢力で治せる！

姿勢クリエイター
花岡正敬

はじめに
——姿勢が変われば人生が変わる

「肩こりで仕事が辛い」「腰痛でゴルフができない」「偏頭痛で気持ちが憂鬱になる」「何をやってもお腹が凹まない」など、何らかの身体の不調を抱えている方は少なくありません。

多くの方は、病院や薬やマッサージといった対処療法のみに頼り、いつまでも改善しないこれらの身体の不調と付き合っています。

私は、姿勢クリエイターとして、腰痛・膝痛・股関節痛などで手術を控えている方、頭痛・吐き気・めまい・不眠などで悩み、日々を憂鬱に過ごしている方、将来を期待されたアスリートでいつまでも復帰できない選手、体型改善のために運動をしているが結果が全く出ない方など、延べ一〇万人以上の方に施術や指導を行ってきました。

私のセッションを受け、見違えるように姿勢が変わり、これらの不調を解消していく方々を見て、全ての身体の不調は「姿勢の歪み」が原因であることを確信しています。

つまり、「姿勢が変われば人生が変わる」のです。

以前、診させていただいたクライアント様でのお話です。
その方は、仕事一筋で人生を送られた後、退職されてようやく趣味と家族の時間を作りたいと思っている最中に激しい腰痛を患い、ゴルフもできず、旅行にも行けず、孫も抱けずに悩まれていたところ、ある方からご紹介いただき、診させていただくことになりました。

その方に最初お会いした時は、
「私の人生、楽しいことがもう何もできなくなってしまった」
そういって、肩を落とされていました。

まず最初にその方の「姿勢」と「動き」を診させていただいたところ、以前捻挫した右足をかばい、左に重心をのせて立っていました。その左右歪みの姿勢は、座っている時や歩いている時は、より顕著に現れていました。

私は、まず姿勢の歪みの原因となったであろう右足に対し、関節のゆとりをつけ、関節の位置を戻し、支える筋肉に刺激を入れました。その後、崩れてしまった全身のバランスを整え、それを維持してもらうための簡単な運動をお教えしました。

1回の施術・指導で腰痛は緩和し、3回で完全に腰痛は改善しました。

私がこれだけはやってほしいと伝えた簡単な3ステップのエクササイズを真面目にやっていただけたのも良かったのでしょう。

しばらくして、その方がいらっしゃった時に

「私は、やりたいことが何もできず人生に失望していた。でも、今はこうやって、大好きなゴルフも存分にできるし、大切な家族と旅行にも行けるし、愛おしい孫も抱ける。あなたは私にとって〝人生の恩人〟です」

と言っていただきました。

身体の不調によって、人生に大きな影響を及ぼすことは言うまでもありません。

私は、「世界中に〝健幸〟の波紋を広げる」という理念を掲げ、今後も一人でも多くの方が「健幸」で居続けるためのお手伝いができるよう、姿勢改善メソッドを伝えていきたいと思います。

花岡正敬

二〇一九年八月

目次

プロローグ

姿勢を整えるだけで痛みや不調が改善された！

パフォーマンスが劇的に向上した方々

年齢や性別、職業を問わず姿勢が原因で、本来の力を発揮できずに悩んでいる方はたくさんいます。

それはアスリートや文化人と言われる方たちも同様です。

私のスタジオにお越しいただき、セッションを受けたことで、パフォーマンスが劇的に向上した方も多いのです。みなさん、不調の原因がまさか姿勢にあったとは思っていなかったようです。ここではその一部をご紹介します。

■プロ棋士・Aさん

猫背と左右歪みのため思考力・集中力が低下していた

棋界のトップをずっとキープしているAさんは全身に疲労が蓄積し、さらに集中力や思考力にまで影響が出てきたといって私のところを訪れました。

棋士は、対局時には長時間座ったままで前のめりの姿勢をとったり、左右の一方に重心が偏りがちなため、猫背姿勢、左右歪み姿勢になる方が多いのです。Aさんも猫背姿勢、左右の歪み姿勢が顕著に見られました。

座っている姿勢では、骨盤の上に背骨が、背骨の上に頭蓋骨があります。頭蓋骨は脳を守り、脊柱の内部には脊髄神経や血管、自律神経が通ります。

猫背、左右歪み姿勢によって首の位置が前に出てしまうと、血管、神経、自律神経を圧迫してしまい、血流が悪くなり、また思考力がさまたげられてしまいます。

私はAさんに猫背と左右歪みを改善する指導をしました。Aさんは姿勢の歪みを治すことで血流がよくなり、思考もクリアになったそうです。

Aさんは今、大記録を更新し続けています。

■プロサッカー選手・Bさん

左右歪み姿勢で重心が一方に偏っていたために股関節痛に

サッカー選手の場合、自分の蹴り足・軸足があり、一方に重心がかかりすぎるため、左右歪み姿勢になりがちです。

Bさんは大学に入って1年目の選手でした。彼はこれからという時期に股関節の痛みがまったくとれず、選手として力を十分に発揮できずに悩んでいました。私のところに来たBさんは右側が縮み、左重心になっていて、まさに左右歪み姿勢になっているのがすぐわかりました。そのため股関節の位置がずれて、殿部《でんぶ》の筋肉が硬くなり、左の股関節に痛みが生じていたのです。

そこで右の股関節と右のウエストの歪みを治し、左殿部の筋肉をゆるめ、股関節の位置を正常に戻したところ、股関節の痛みはなくなりました。

その後Bさんは J リーグに入団しスタメンに定着し、痛みもなく活躍しています。

■ソプラノ歌手・Cさん
反り腰でアゴが上がった姿勢のため、声帯が緊張して声が出しにくくなっていた

ソプラノ歌手で華やかな舞台で活躍しているCさんですが、一回の舞台で消耗するエネルギーは大変なものであり、身体の各所に痛みをかかえていました。そしてついに、歌手の命である「声が出しにくくなった」と私のスタジオにやってきました。

Cさんはかなりの反り腰で、少しアゴが上がったような姿勢でした。そのため声帯が緊張した状態になっていました。

また反り腰姿勢のため骨盤が前に傾き、腹圧を高めることができず、肋骨の側面が動かない状態でした。これではいい歌声が出せるはずがありません。

Cさんはセッションを受け、反り腰姿勢を治したところ、以前にも増して美しく響きのある声がリラックスした状態で出せるようになりました。

■ヴァイオリニスト・Dさん

左右アンバランスな姿勢がヴァイオリンの音を悪くしていた

Dさんは長年ヴァイオリンを弾き続けていたので、弾く手（弓を持つ右手）と、ヴァイオリンを持つ手（弦を指でおさえる左手）がアンバランスな状態になるため、体の左右で歪みが生じ、さらには猫背姿勢になっていました。

当然、疲労しやすくなり、ヴァイオリンの音も悪くなり、響きもなくなります。

Dさんには左右の歪み姿勢と猫背姿勢を改善する指導をしました。その結果、長時間の演奏にも疲れにくくなり、また体のバランスが整ったことで、かつての美しい音と響きが戻ってきたということでした。

ここで紹介した実例のように、姿勢を整えるだけで、あなたが今抱えている痛みや不調が改善されることが、これからお伝えするメソッドを実効されれば、ご理解いただけると思います。

第1章

あなたの長引く不調の原因は？

姿勢が悪いと様々な不調が出てくる

肩こりや腰痛、偏頭痛、便秘や冷えなど、現代社会においては、多くの人が何らかの身体の不調を抱えています。その不調がなかなか解消されないのは、なぜでしょうか。

対症療法や鎮痛剤などに頼り、根本的な問題に目を向けておらず、その根本的原因が姿勢にあることを、ほとんどの人が気付いていないからです。

では、姿勢の悪さは身体にどんな不調を身体に及ぼすのでしょうか。

【肩こり・首の不調】

- 左右歪み姿勢だと片方の首の不調が出る
- 猫背姿勢だと呼吸をするだけで肩こりになる人がいる
- 猫背姿勢だと首が突き出て、肩甲骨や肩にこりが発生する

左右の歪みがあると、当然首も歪み、首の筋肉のバランスが悪くなります。左右の片方の筋肉が縮んで、もう一方が伸びてしまうと、筋肉が疲労してしまいます。猫背姿勢だと首が突き出て、肩甲骨や肩にこりが発生します。

また、肋骨が硬くなり動きにくくなるため、肩を上下させて呼吸をしなければならず、これが肩こりの原因にもなりえます。

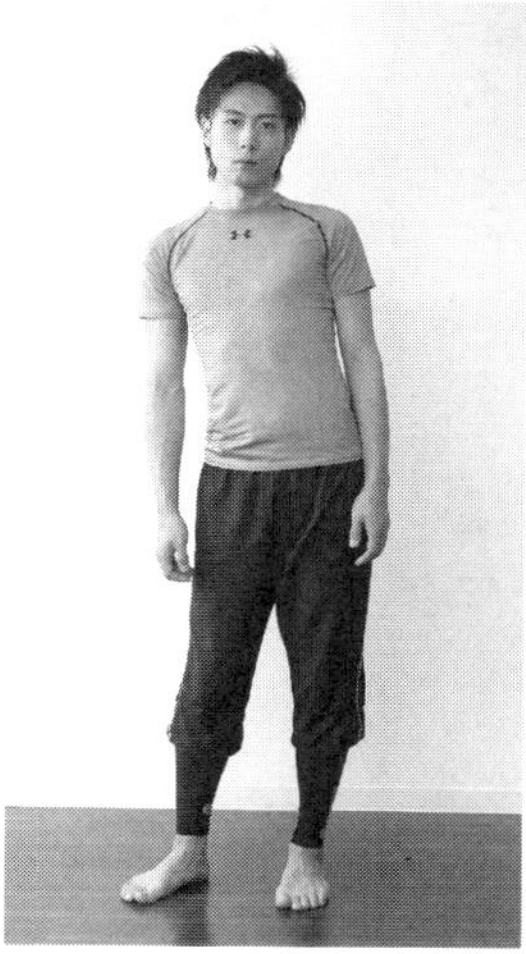

左右歪み

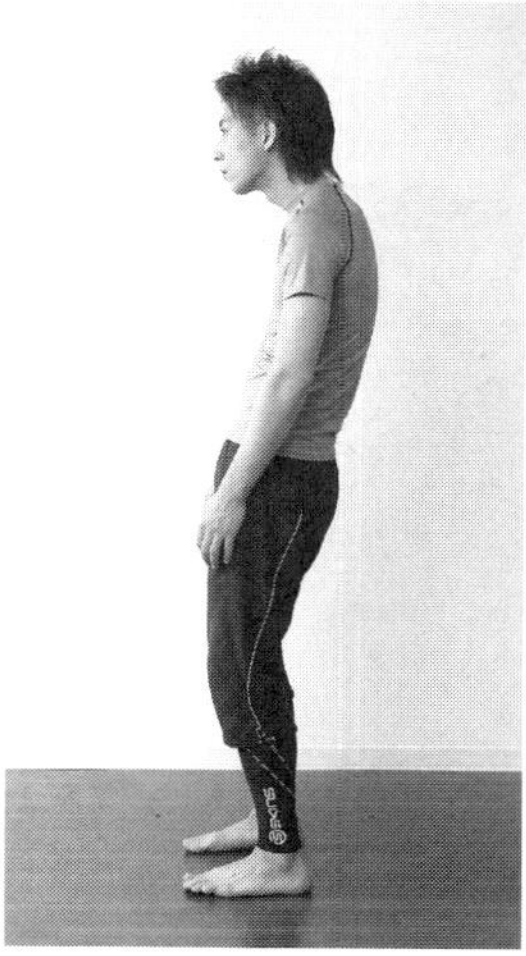

猫背

【腰の痛み】

●反り腰で立ち仕事が続くと腰痛が起こりやすくなる
●猫背姿勢、左右歪み姿勢で座っていると腰痛につながる

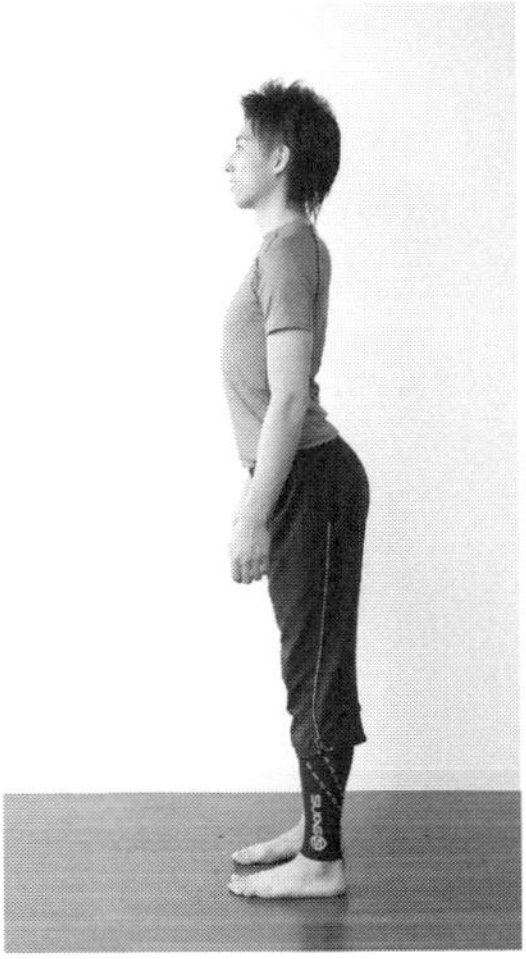
反り腰

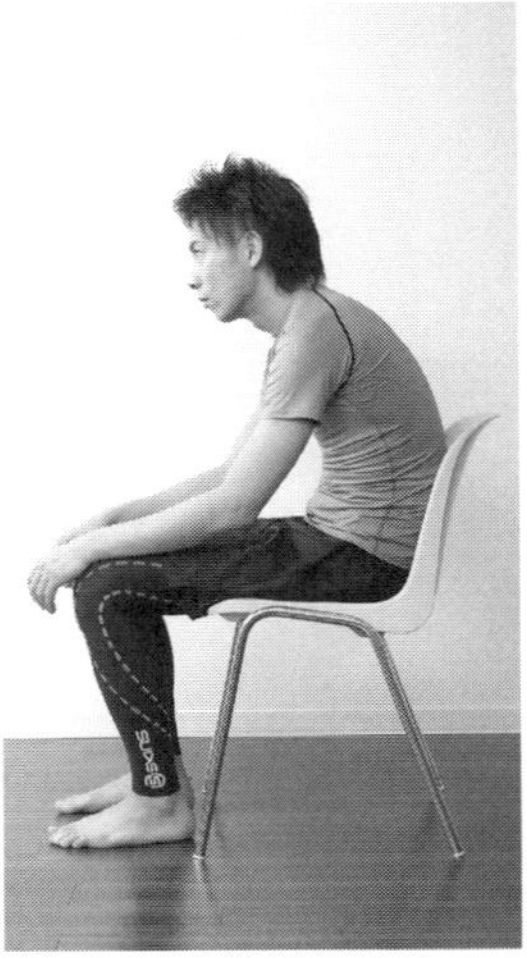
猫背

反り腰で長時間立っている状態が続くと腰に痛みが発生しやすくなります。たとえば、ハイヒールを履いて立ったままの姿勢を続けていると、反り腰姿勢になり、腰痛が起こりやすくなります。

デスクワークの人は猫背姿勢になりやすく、ペンなどを使って書き作業をしていると左右の歪みも出て、腰痛につながります。

乗り物でも、椅子に座っていると振

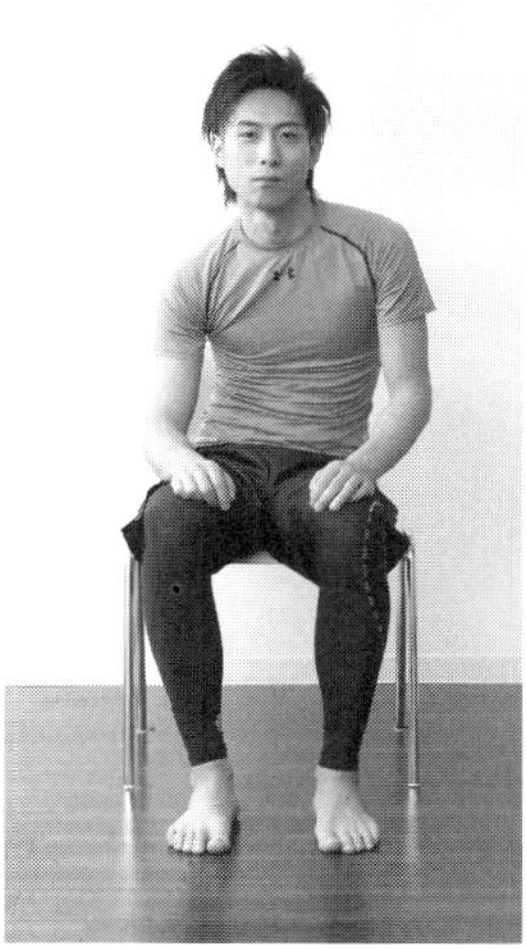

左右歪み

動によって腰に痛みが発生することもあります。

反り腰、猫背が原因の腰痛は、腰の真ん中あたりに、左右歪み姿勢が原因の腰痛は腰の側面に出ます。

【膝の痛み】

●反り腰姿勢と猫背姿勢だとお尻と太もも裏の筋肉が使えず膝への負担が増える

●左右歪み姿勢は内側と外側に痛みが生じる

反り腰姿勢だと骨盤が前に倒れてしまい、股関節が硬くなり、脚が後ろに蹴れません。するとお尻と太もも裏が使えなくなり、太もも前の負担が大きくなり、膝の痛みが生じやすくなります。

猫背姿勢だと、歩く時に歩幅が小さくなりがちです。この場合もお尻と太もも裏の筋肉が使えなくなり、膝への負担が大きくなります。

左右歪み姿勢では、例えば右肩が下がってしまっている場合、右膝が中に入り内側に痛み、左膝は外へ開くので外側に痛みが生じやすくなります。

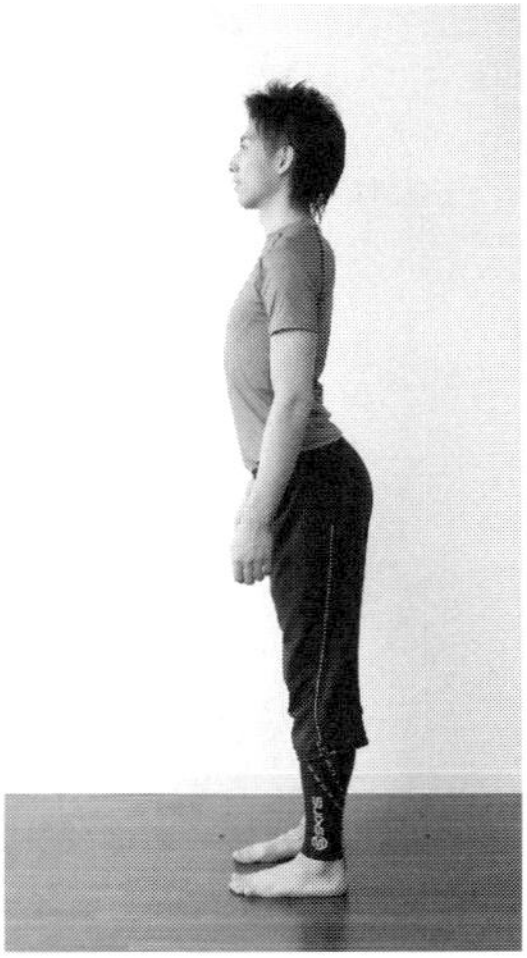

反り腰

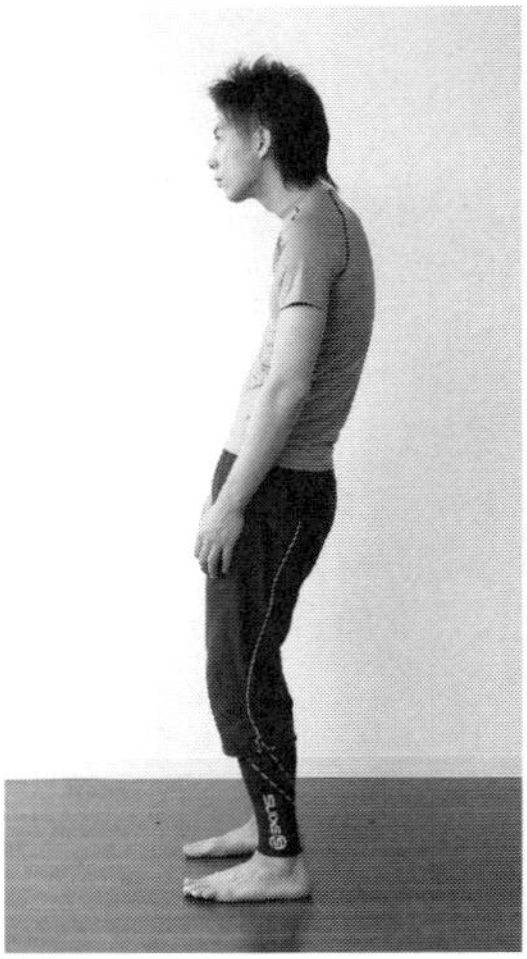

猫背

【ふくらはぎの痛み】

●反り腰姿勢はふくらはぎに負担が増え、硬くなり、痛みにつながる

反り腰姿勢だと股関節の動きが減少し、お尻や太もも裏が使えません。それによ

って太もも前だけでなく、ふくらはぎの負担が増え、硬くなり、痛みにつながります。こむら返りにもなりやすくなります。

【頭痛】

●左右歪み姿勢だと歪んでいる側の側頭部に痛みが起こる
●猫背姿勢だと後頭部などに痛みが起こる

左右歪み姿勢によって例えば、首の左側の筋肉が緊張すると、左頭部に頭痛が起こることがあります。これは胸鎖乳突筋が側頭筋と筋膜でつながっているためです。

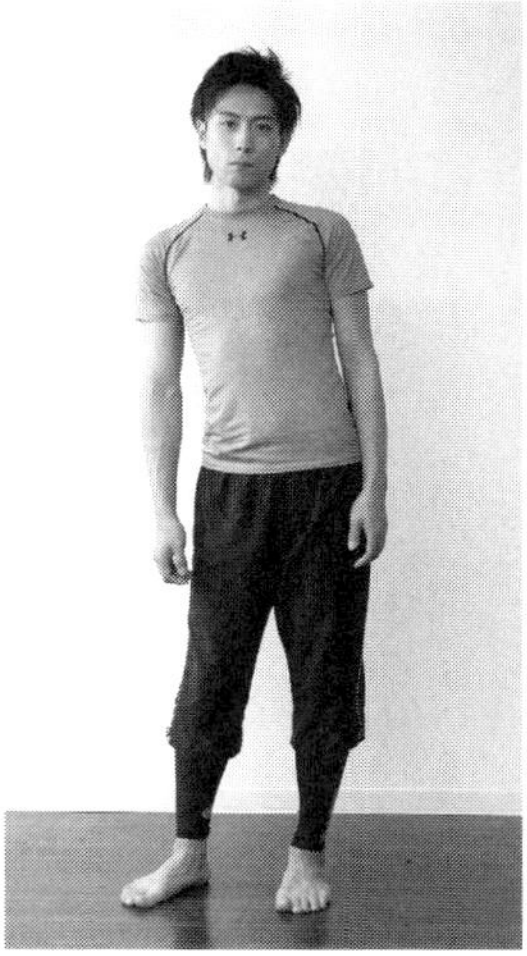

左右歪み

また猫背姿勢で首が前に出ていると後頭部や頭頂部、前頭部に頭痛が発生することがあります。

【眼精疲労】

●猫背で首の筋肉が硬くなり、眼球の動きが悪くなる

猫背姿勢で首が前に突き出てしまうと、首の筋肉が硬くなり、眼球の動きも悪くなり、眼の負担が大きくなります。それにより、眼が疲れやすく感じたり、眼の奥が重くなったりします。

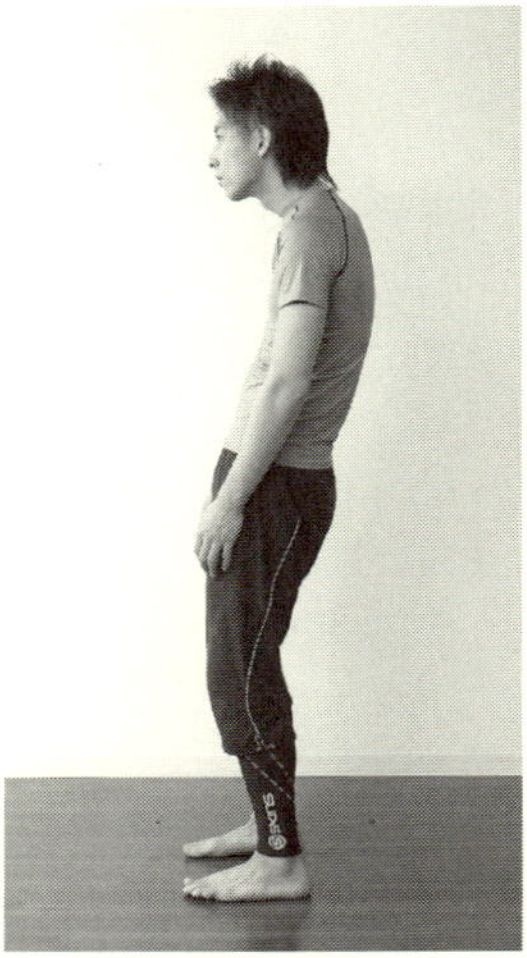

猫背

【不眠】

●反り腰姿勢と猫背姿勢は自律神経をコントロールできなくなる

反り腰姿勢、猫背姿勢で首が前に出てしまうと、自律神経の中でも交感神経にストレスがかかり、過緊張状態になるので、体をリラックスさせるための副交感神経に切り替えができません。

それによって自律神経失調症とも更年期障害の症状ともいわれがちな不眠、めまい、吐き気、頭痛などの不定愁訴の原因となります。

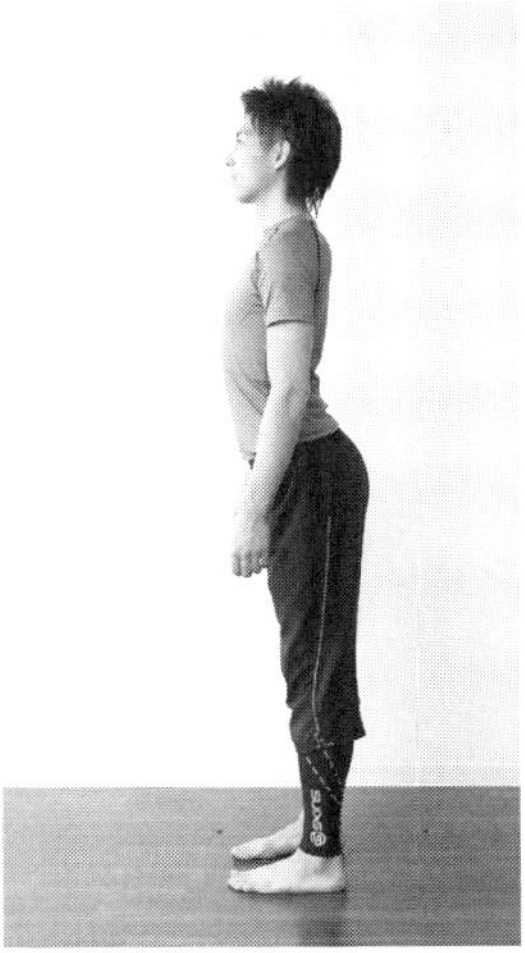

反り腰

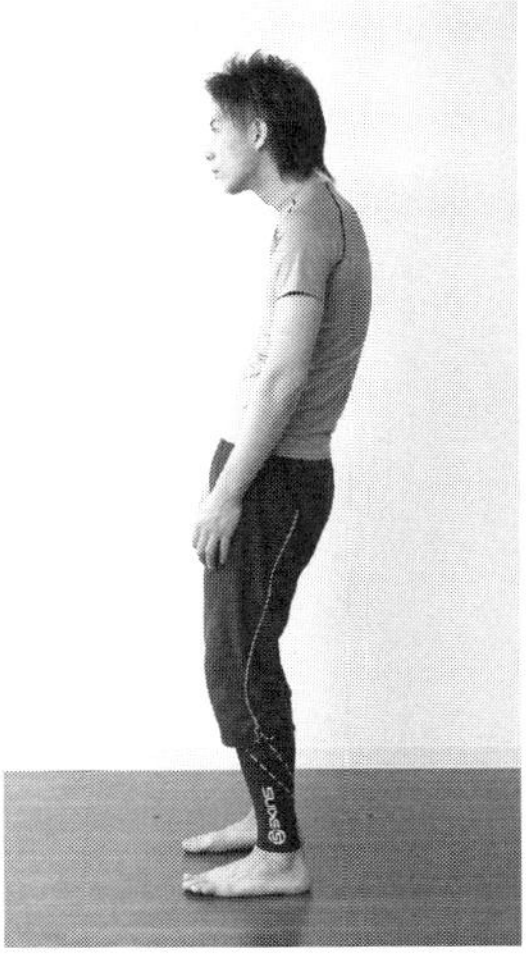

猫背

【便秘】

●反り腰姿勢・猫背姿勢が腸の働きを低下させる

便秘の原因はさまざまですが、反り腰姿勢の場合、腸が前に押し出されるようになり、また猫背姿勢は腸が上下から圧迫されるため腸の働きが悪くなります。

この姿勢だと、骨盤や内臓を守る腹部のインナーマッスルも働きにくくなるため、症状が緩和しません。

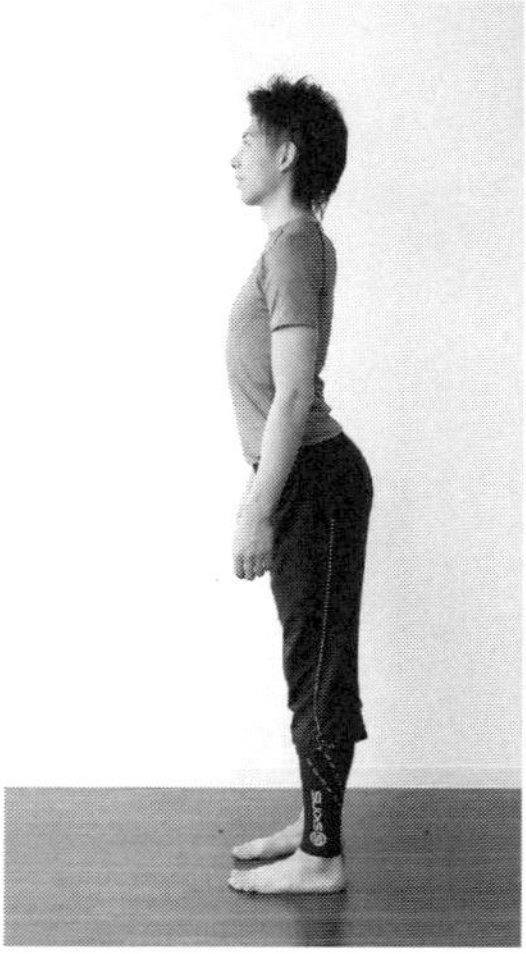
反り腰

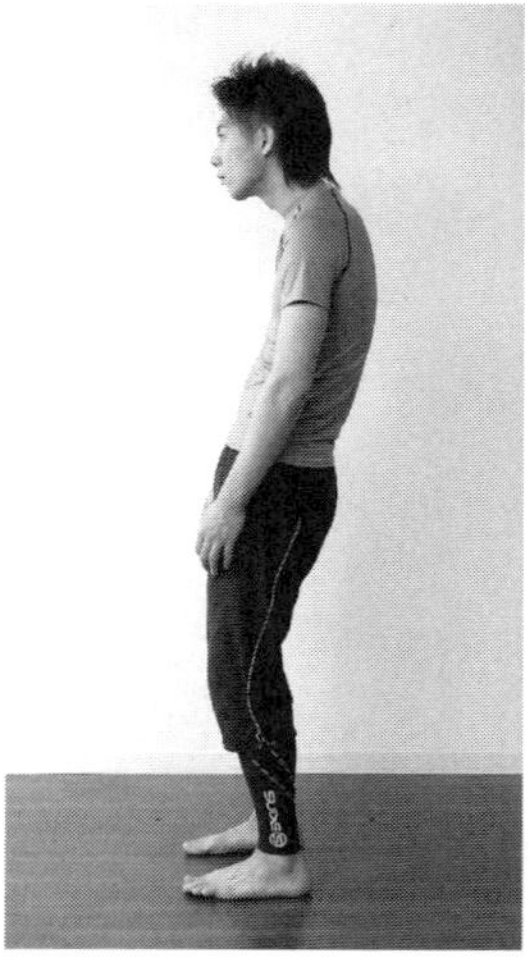
猫背

【冷え性】

●猫背姿勢・反り腰姿勢が血流を妨げて冷えにつながる

手の冷えは猫背姿勢、足の冷えは反り腰姿勢が影響しています。冷えの原因の多くは血流にあります。猫背姿勢になると、胸の前で血管を圧迫するため手の冷えの原因となり、反り腰姿勢は股関節の前で血管を圧迫するため足の冷えの原因となります。

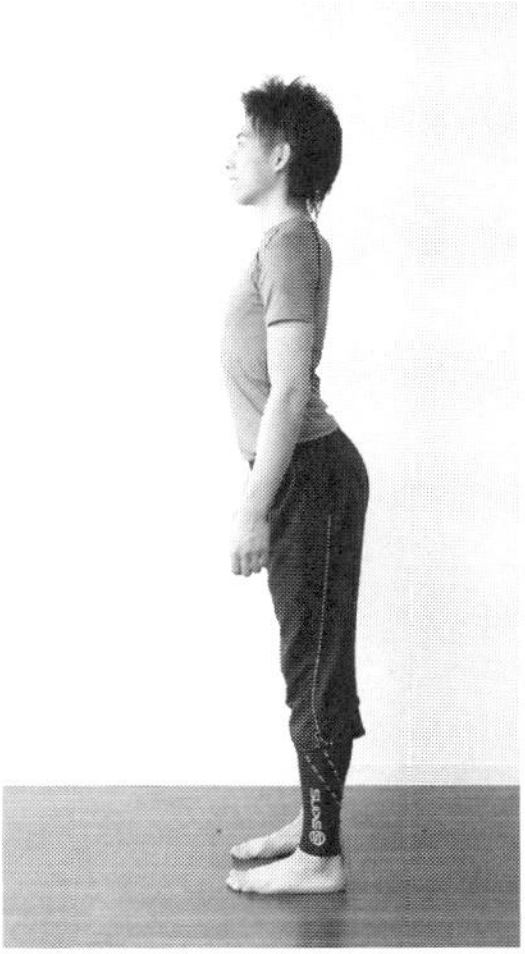

反り腰

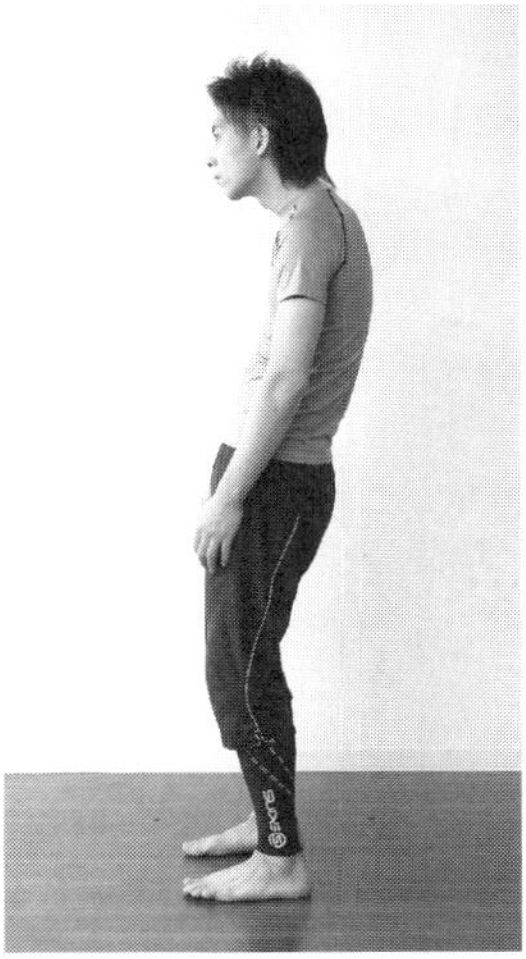

猫背

第2章

姿勢改善のための「花岡式3ステップメソッド」

バレーボールで痛めた腰はどこへ行っても治らなかった

①伸ばす——ストレッチング
②体幹を安定させる（コアハウスを目覚めさせる）——呼吸法
③鍛える——トレーニング

私は「あらゆる不調は姿勢力で治せる」との確信のもとに、姿勢改善のためのこのような3ステップメソッドを開発しました。このメソッドは、私自身が身体に不調を抱え、何とかしてそれを乗り越えようとした経験、その後、専門知識を学び不調を抱える多くの人を診ていく中からの気付きや、研究を積み重ねて完成されたものです。

中学生時代、私はバレーボール部に所属していました。しかし2年生の時、腰を痛めてしまいます。病院、整体院、整骨院、鍼灸院…、いろいろなところで診てもらいましたが、結局、腰がよくなることはなく、私はバレーボールを続けることを断念しました。

どこへ行っても治らなかったこの悔しい体験が、その後の私の方向を決定づけました。自分のように、ケガで苦しみ、選手生命を終えてしまう人はほかにもたくさんいるかもしれない。ならば自分はそれを治す側に回ろうと考えるようになったのです。

好きなスポーツにも関われる仕事を目指すようになり、理学療法士の資格を取って、整形外科医院でスポーツリハビリテーションの仕事をするようになりました。

痛んでいる箇所が原因ではなく、動きや姿勢に問題があると気付いた

しかしその仕事を通じて、少しずつある疑問を抱くようになりました。勤務していた医院では、対症療法とリハビリが中心となります。

痛みを訴えて来院してきた患者様の多くは、医師の治療を受け、リハビリを行います。回復する方もいますが、またしばらく時間が経ってから「よくならない」と

言って来院する人も少なくありません。また、いくら通院しても痛みが消えないという患者様も多いのです。

私は治療やリハビリのやり方に問題があるのではないか、根本治療になっていないのではないか、と思い始めました。

私は身体を動かすことが好きですが、人の動きを見るのも好きでした。患者様を診ていた時に
「この人は普通の歩き方とどこか違うな…」

「動きに何か違和感があるな…」

「この人は、膝が痛いと言っているけど、原因はほかにあるんじゃないか…」

などと思うこともしばしばでした。そこから、痛んでいる箇所が原因ではなく、その人の動きや姿勢にも何らかの原因が潜んでいると考えるようになったのです。

良い姿勢をいかにして身体に覚えさせるかが重要

人はそれぞれ、仕事も生活習慣もクセも異なります。そしてそれぞれが、立って

いる時、座っている時、歩いている時、運動をしている時、すべての姿勢が異なります。

多くの患者様を見ていくうちに、身体の不調の原因が姿勢との関連が強いことに気付いた私は、まず姿勢分析を始めました。

するといくつかのパターンがあり、そのパターンにより筋肉の状態が異なるということに気付きました。

筋肉も、縮んでいる筋肉と伸びている筋肉があります。それは形状記憶のように、その方の身体が覚えてしまっています。治療をして縮んでいる筋肉を伸ばしても、それは一時的なものでしかありません。何もしなければ、また元のように縮んでしまうのです。動くのはその方自身です。伸ばして終わりなのではなく、その状態をいかに身体に〝覚えさせる〟かが重要なのだと気づきました。

ピラティスや理学療法の知識・経験から確立したメソッド

私は理学療法士、アスレティックトレーナー、柔道整復師の資格はすでに取得していたので、プロスポーツの分野にも関わるようになり、Ｊリーグのあるチームのトレーナーのオファーを受けました。ところが、見学に行ったその現場では、腰痛にもそれぞれ異なる原因があるにも関わらず、全員同じ運動をしていたのです。ましてキャリアも年齢もポジションも違うはずなのに、なぜ同じ運動をするのか？

そこから一人ひとりに合わせた運動を学びたいと考えるようになり、アメリカに渡ってピラティスの資格を取得しました。ピラティスとはリハビリテーションから始まった体幹を鍛えるエクササイズで、一人一人に合わせた理想的なトレーニング法です。

そのピラティスを学び、これまでの知識などを組み合わせて、３ステップのメソッドを生み出していったのです。

私が提唱するメソッドは「伸ばす」「目覚めさせる」「鍛える」の３ステップです。身体が歪んだ状態で、いくらがんばって運動をしても効果はありません。むしろ、かえって身体を痛めてしまう可能性すらあります。ストレッチングだけでも、施術だけでも、トレーニングだけでもダメなのです。

私のメソッドでは、

①縮んで硬くなった筋肉を伸ばす――ストレッチング
②体幹を安定させる（コアハウスを目覚めさせる）――呼吸法
③伸びて弱くなった筋肉を鍛える――トレーニング

この３つのステップを踏んだ上で、動きにつなげていくことがもっとも効率的なのです。

ところで、

②体幹を安定させる（コアハウスを目覚めさせる）で述べている「コアハウス」というのは、私が独自につくった腹部のインナーマッスルの概念です。

ここは体幹の核を形成する一番大切な部分で、「インナーユニット」と呼ぶ人もいますが、私は体幹の核（コア）の部分なので「コアハウス」と呼んでいます。

腹部に位置する4種類の筋肉（インナーマッスル）の、「横隔膜」を屋根に、「脊柱＋多裂筋」を大黒柱に、「腹横筋」を壁に、「骨盤底筋群」を床とする家（ハウス）に見たてた「コアハウス」。

この「コアハウス」は体をまっすぐに支え、正しい姿勢をつくるための大切な役割をもっていますので、コアハウスのくずれを正し、きちんと機能するように目覚めさせることが大切です。

「コアハウス」については第6章で詳しく説明していきますが、要所要所で登場しますので、ご自分の体の中にある大切な「家」として、常に目覚めさせ機能するように意識していただきたいと思います。

第3章

あなたの体は歪んでいる！

不良姿勢3つのタイプ

ここからは、悪い姿勢のタイプについて解説していきます。本書では、悪い姿勢、歪んだ姿勢を「不良姿勢」と呼ぶことにします。

不良姿勢には、次の3つのタイプがあります。

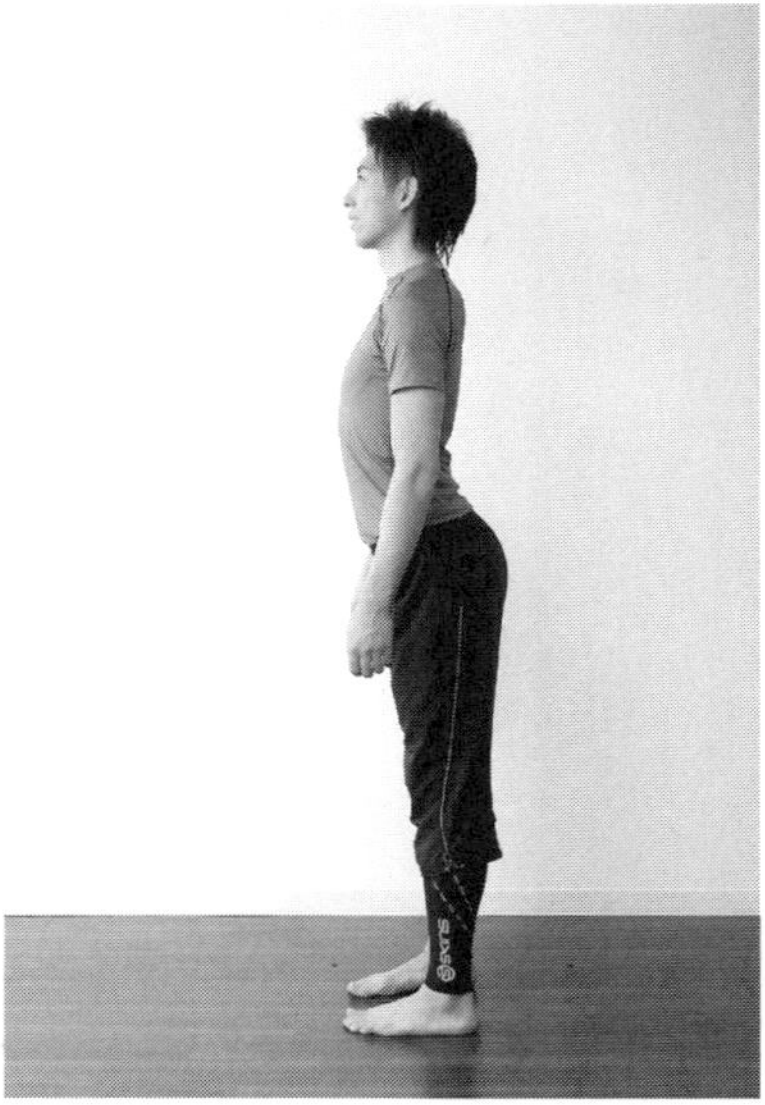

（1）反り腰姿勢タイプ

①頭と首が前に出て、あごが突き出ている
②腰の背骨の反りが大きい
③骨盤が前に傾き、内臓が下がってぽっこりお腹になっている
④お尻が後ろに突き出て、たるんでいる
⑤足が太くなる
⑥骨盤の幅が広い
⑦O脚

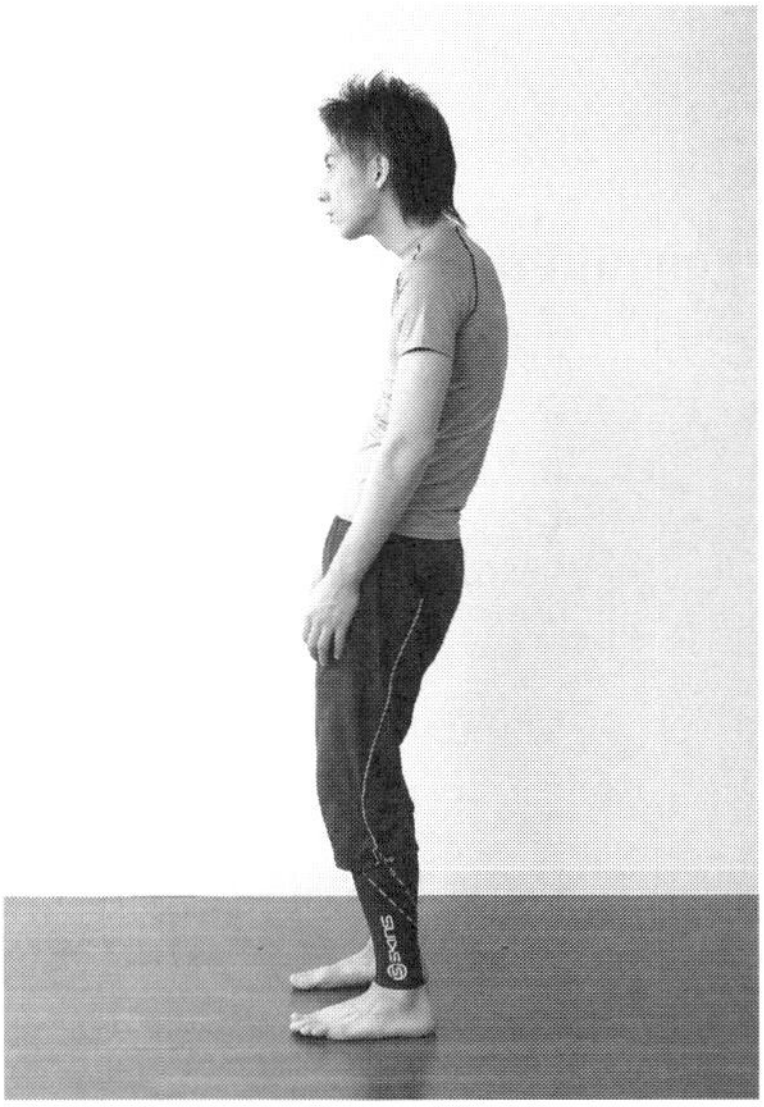

（２）猫背姿勢タイプ

①あごを突き出し、頭と首が前に出ている
②肩が前に出ている（巻き込み肩）
③肩甲骨が見えなくなり、背中が丸まっている
④お腹が全体的にでっぷり出ている
⑤骨盤が後ろに傾き、お尻の筋肉がゆるみ、骨盤を前に突き出したかっこうになっている
⑥膝頭が外側に向いており、やや曲がっている
⑦Ｏ脚

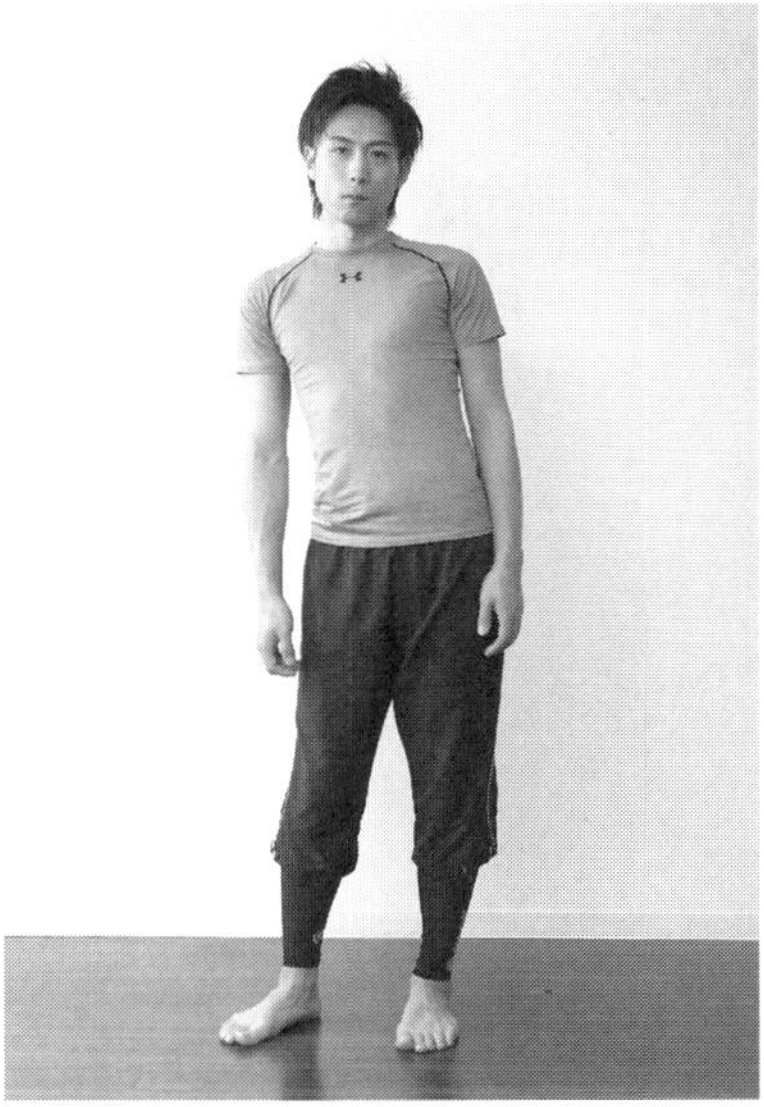

（３）左右歪み姿勢タイプ

①背骨がゆがんでいる（側彎）
②左右の肩の高さが違う
③ウエストのくびれに左右差がある
④片足立ちをしづらい
⑤骨盤の幅に左右差がある
⑥体の重心が左右の一方にかたよっている
⑦顔が傾いている

多くの人が、以上の3つのタイプのいずれか、または複数のタイプに該当します。不調や悩みを抱えて私のスタジオに来られる方の中には、3タイプがすべてあてはまる方もいます。

チェックしてみよう

みなさんはいかがでしょうか? まずは自分の姿勢がどのタイプに当てはまるのか、知ることから始めましょう。

つぎの【A】【B】【C】の項目の中で、自分に当てはまると思うものにチェックを入れてみてください。

【A】
- □食事の後、お腹がぽっこり出てしまう
- □腰から骨盤のあたりがときどきだるくなる
- □骨盤の幅(お尻の幅)が広い

□ジーンズを選ぶ時、ウエストで選ぶとお尻が入らない
□脚が冷え、むくみやすい
□内腿（うちもも）とお尻が垂れている
□腹筋運動が苦手、もしくはできない

【B】
□日常的に呼吸が浅い
□フェイスラインがたるんでいる（二重アゴ）
□首や背中がこりやすい
□お腹が全体的に前に出ている（太鼓腹）
□歩く時、歩幅が狭いと思う
□手がしびれる、手が冷える
□1日の多くがデスクワークである

【C】
□パンツやスカートのベルトが、左右どちらか一方へ回ってしまう
□気がつくといつも足を組んでいる
□どちらか片方の肩にカバンをかけるクセがある
□ウエストのくびれが左右で違うと思う
□長い距離を歩くと必ずどちらか片方の足がだるくなる
□靴のかかとのすり減り方が左右で違う
□顔の左右のバランス（歪み）が気になる

いかがでしたか？
【A】のチェック項目が４つ以上の人は⑴の反り腰姿勢タイプ
【B】のチェック項目が４つ以上の人は⑵の猫背姿勢タイプ
【C】のチェック項目が４つ以上の人は⑶の左右歪み姿勢タイプ
に当てはまります。

４つ以上がなかった方も、１つでも当てはまる場合はそのタイプに発展する可能性があります。

自分の姿勢というのは、自分では気づきにくいものです。鏡などでチェックしてみるのもいいのですが、一番わかりやすいのは、デジタルカメラなどで家族や友達に撮影してもらい、それを確認してみることです。

その場合は、全身のシルエットがはっきりわかる服装で、（１）正面（２）右側面（３）左側面（４）背面の４方向から撮影するようにしましょう。

（２）右側面（３）左側面の両方から撮るのは、利き手側と逆側では違いがあることが多く見られるからです。

自分の姿勢のタイプがわかったら、それぞれに合わせた花岡式３ステップメソッドを行っていきます。

第4章

知っておきたい筋肉マップ

第3章のチェックリストで、ご自分が(1)の「反り腰姿勢」、(2)の「猫背姿勢」、(3)の「左右歪み姿勢」のいずれのタイプなのか、確認できたと思います。

次の5章から、それぞれの姿勢について、どのような特徴があるのか、どんな生活習慣によって作られてしまうのか、そしてどんな悪影響があるのか、説明していきます。これは第7章で紹介するストレッチング、トレーニングにつながるものです。

この章では、筋肉マップで体の中のどこに、どのような筋肉があるのか、そしてどのような働きをしているかを知っていただきたいと思います。

次からの章の内容を理解するために必要な筋肉マップです。

筋肉マップ（正面）

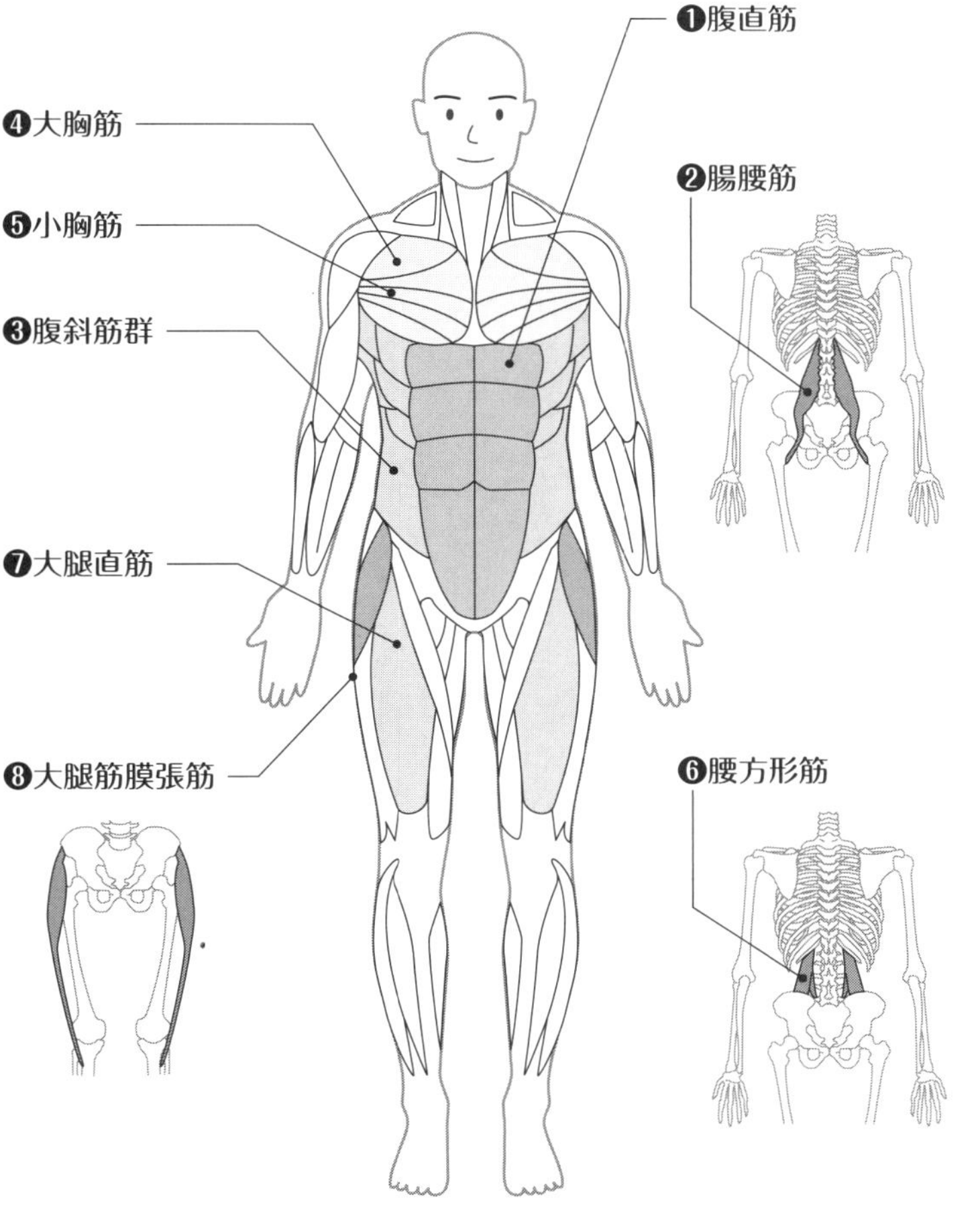

❶腹直筋……いわゆる腹筋です。身体を前屈する時に働きます。腹筋群のアウターマッスルの代表です。

❷腸腰筋……大腰筋と腸骨筋の総称です。主に脚を持ち上げる働きと、骨盤と脊柱を安定させる働きがあります。弱くなると脚が上げにくくなり転倒するリスクが高くなります。

❸腹斜筋群……側腹部にある腹筋群で、外腹斜筋が最も表層にあり、その深層に内腹斜筋があります。身体をひねったり横に倒す働きがあります。

❹大胸筋……主に胸板を形成する筋肉です。物を持ち上げる際などに働きます。

❺小胸筋……大胸筋の深部にある筋肉です。小胸筋の下に血管や神経が走っているため、小胸筋が縮み、巻き込み肩になると、手の冷えやしびれなどが出ることがあります。

❻腰方形筋……腰椎の両側にあり、骨盤と腰椎と肋骨についています。身体を横に倒したり、骨盤を引き上げたりする働きがあります。

筋肉マップ（背面）

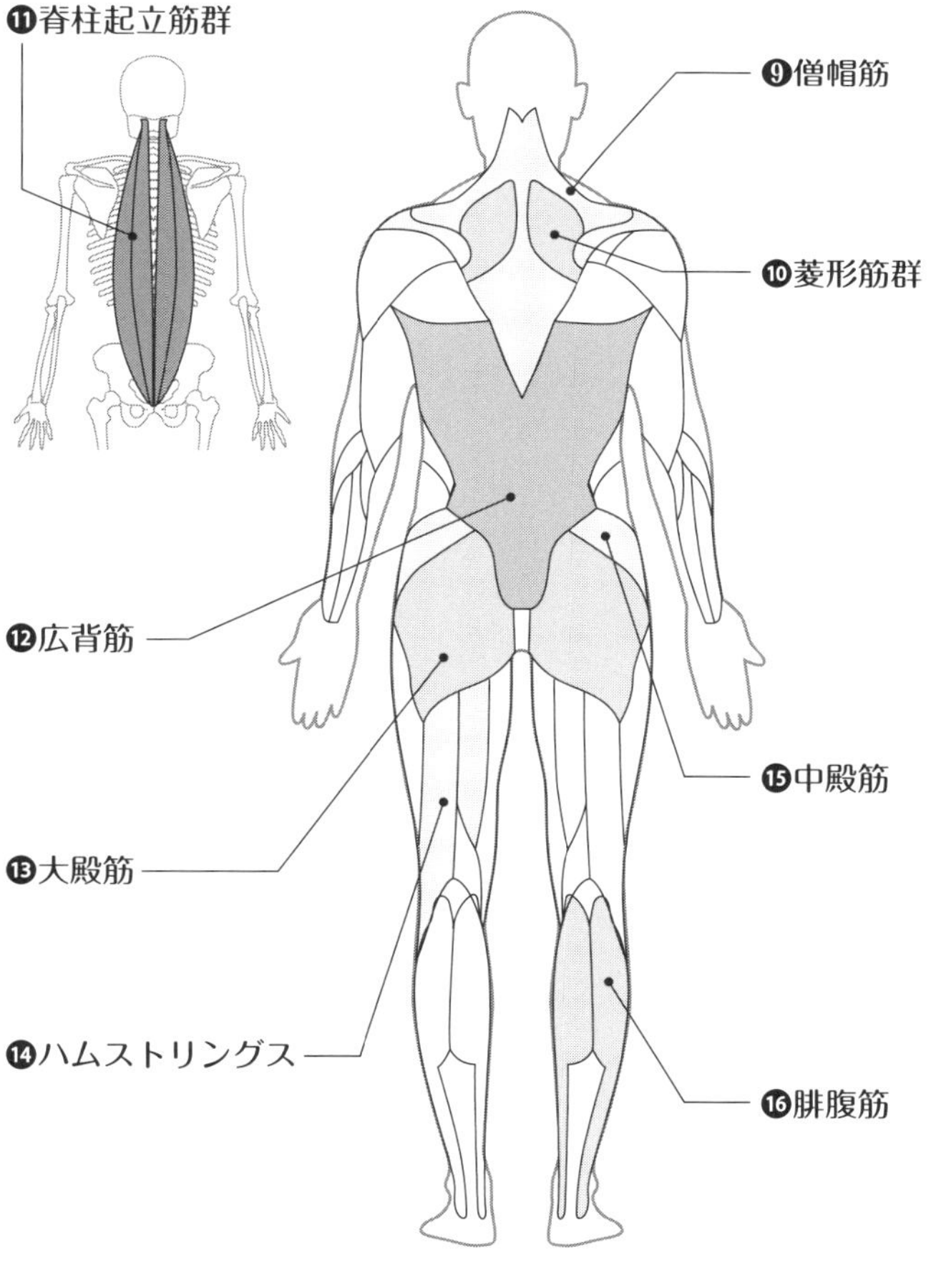

❼大腿直筋……太もも前にある大腿四頭筋の中で唯一、骨盤についている筋です。膝を伸ばす、脚を上げる働きがあり、歩いたり階段を昇り下りする時に主な筋として働きます。

❽大腿筋膜張筋……太ももの側面にあり、腸脛靭帯というバンドを通じて膝下につながっています。側面で骨盤を支える、脚を横に上げる働きがあります。

❾僧帽筋……上部・中部・下部に分かれ、働きが異なりますが、すべて肩甲骨の動きに関与します。デスクワークなどで硬くなり、肩こり、肩甲骨こりなどの原因となります。

❿菱形筋群……小菱形筋・大菱形筋で構成されており、肩甲骨を脊柱に引き寄せる働きを持ちます。弱くなると猫背姿勢になります。

⓫脊柱起立筋群……背面を頭部から骨盤まで縦走する筋肉群で、最長筋、腸肋筋、棘筋などの総称です。主に身体を反る動作で働きます。

⓬広背筋……骨盤から腕の付け根まで広がる人体で最も面積の大きな筋肉です。物を身体に引き寄せたり手を後ろに回す時に働きます。

⓭大殿筋……………お尻を形成する大きな筋肉。主に脚を後ろに蹴る動作で働きます。

⓮ハムストリングス…太もも後ろにあり、外側の大腿二頭筋、内側の半腱様筋と半膜様筋の総称です。膝を曲げる働き、脚を後ろに蹴る働きがあります。

⓯中殿筋……………外側で骨盤と股関節につながっており、立っている時に骨盤を支えています。また脚を外に上げる動作にも働きます。

⓰腓腹筋……………ふくらはぎの膨らみを形成し、立った状態で踵を持ち上げる動作と膝を曲げる時に働きます。ランニングやジャンプなどで主に働きます。

第5章

あなたの姿勢の歪みを徹底調査

この章では、ご自分の姿勢のタイプについて細かく確認していただきます。あなたの不調の原因となっている体の歪みをよく理解することで、花岡式3ステップメソッドをより効果的に行うことができると思います。

(1) 反り腰姿勢タイプのあなたに

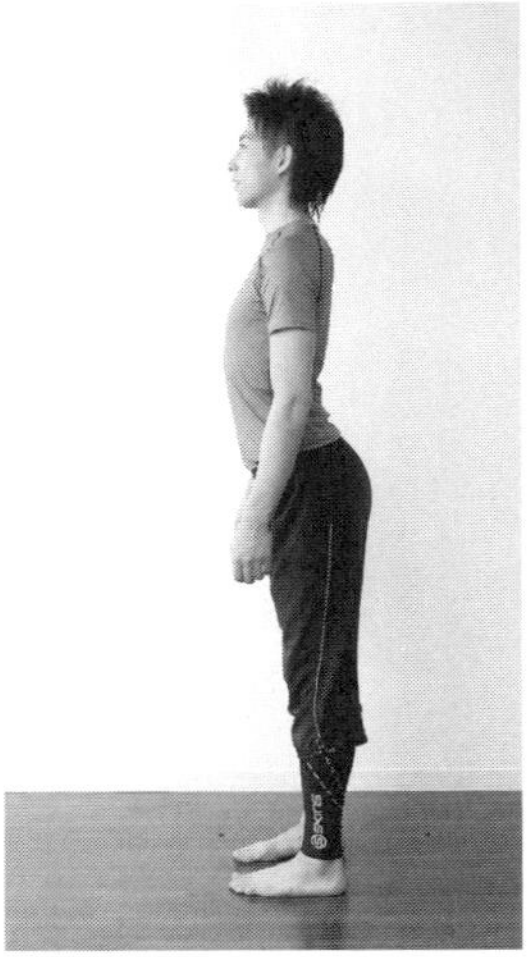

反り腰姿勢タイプの特徴

反り腰姿勢は文字通り、腰が反り返っている姿勢です。横から見ると、背中から腰にかけて大きくカーブしているように見えます。

反り腰姿勢は女性に多い傾向にあります。女性は骨盤の関節がゆるみやすく、不安定になりがちでコアハウスが正しく働かず、腹圧を高めにくくなります。原因の一つに、ヒールのある靴などをはくことも影響があると考えられます。高いヒール靴は重心をつま先に移動させます。そのため、自然と骨盤が前に傾いてしまい、反り腰姿勢になりやすいのです。

反り腰姿勢の人は、背筋が伸びている良い姿勢に見られることが多く、姿勢が悪いという意識が少ないように思います。

反り腰姿勢は、側面から見ると、次のような特徴があります。

①頭と首が前に出て、あごが突き出ている
②腰部の背骨の反りが大きい
③骨盤が前に傾き、内臓が下に下がってぽっこりお腹になっている
④お尻が後ろに突き出て、たるんでいる
⑤骨盤の幅が拡がっている
⑥O脚になりやすい

反り腰姿勢による悪影響

●ぽっこりお腹になりやすい

骨盤の上にのっている胃や腸などが、骨盤が前に倒れてしまうことで前下方に滑り落ちていきます。そのため、ぽっこりお腹になってしまいます。

●垂れ尻になりやすい

反り腰姿勢になると、股関節前面の筋肉が硬く縮みやすくなり、脚を後ろに蹴れないため、お尻の筋肉が使いにくくなり、垂れ尻になりやすくなります。

●腰痛になりやすい

骨盤が前に傾き、腰が反っているため、腰の筋肉が硬く縮みやすくなります。その一方でお腹の筋肉が緩んで機能しなくなります。すると「コアハウス」がきちんと機能せず腰ばかりを使うことになってしまい、腰痛になりやすくなります。

●太ももとふくらはぎがハリやすい

反り腰姿勢は、歩く時に太もも前とふくらはぎばかり使うことになります。当然、そこはハリやすく太くなりますし、膝の痛みが出てくることもあります。

反り腰姿勢（立ち・側面）

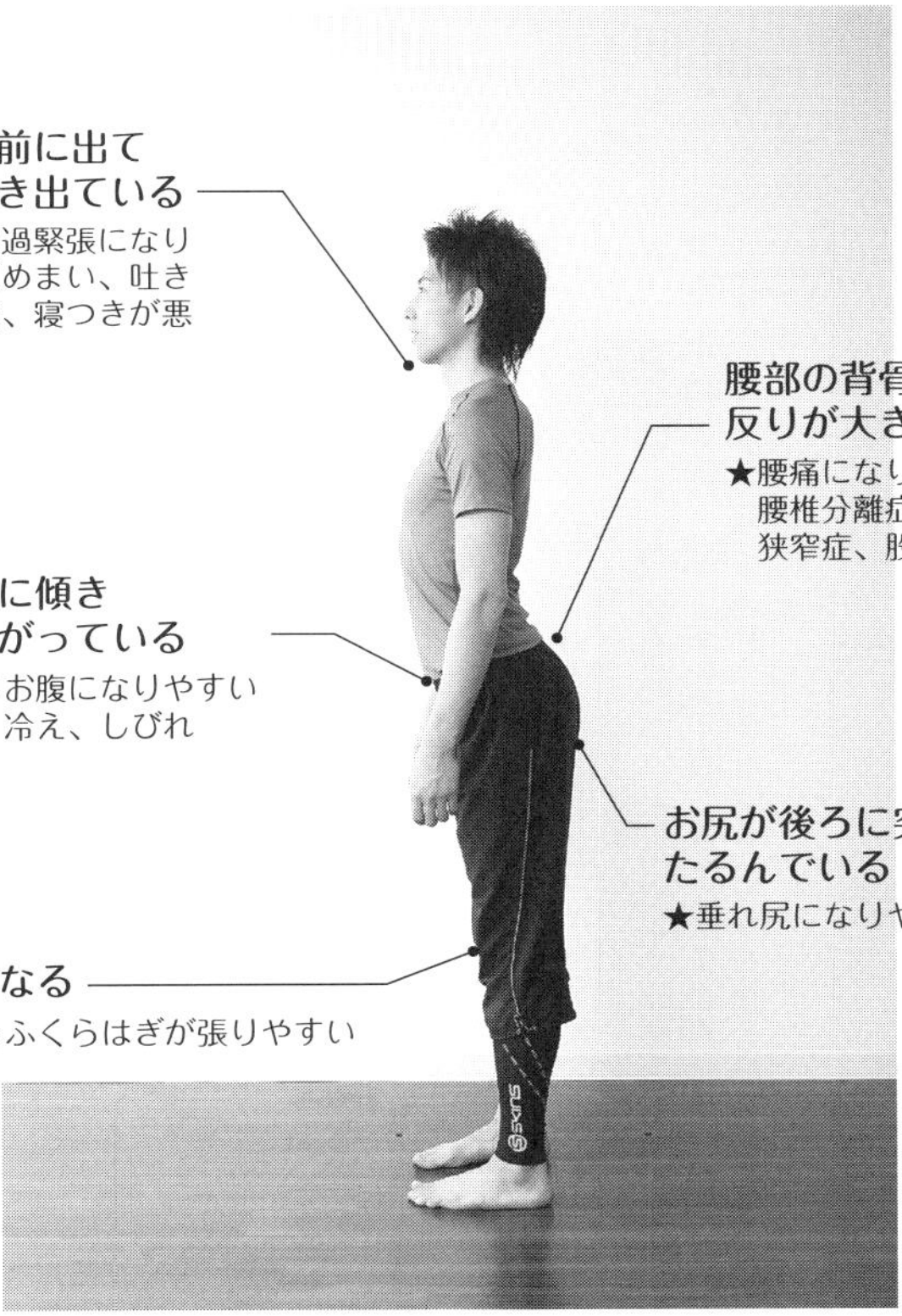
頭と首が前に出て
あごが突き出ている
★交感神経過緊張になりやすい（めまい、吐き気、頭痛、寝つきが悪くなる）
腰部の背骨の
反りが大きい
★腰痛になりやすい
腰椎分離症、脊柱管狭窄症、股関節痛
骨盤が前に傾き
内臓が下がっている
★ぽっこりお腹になりやすい
★むくみ、冷え、しびれ
お尻が後ろに突き出て
たるんでいる
★垂れ尻になりやすい
脚が太くなる
★太ももとふくらはぎが張りやすい

●足のしびれや冷え、むくみにつながる

股関節の前で血管、リンパ管、神経を圧迫してむくみや冷え、しびれなどを引き起こしやすくなるおそれがあります。

●交感神経過緊張症になりやすい

首を前につき出しているため、脊柱に沿って走っている交感神経が過緊張状態になり、めまい、吐き気、頭痛、寝つきが悪いなどの症状が出やすくなります。

その他、腰椎分離症、脊柱管狭窄症、股関節痛などの原因になることもありますし、腸や胃や子宮にストレスがかかり、さまざまな病気を引き起こす危険性があります。

反り腰姿勢になる生活習慣

●デスクワークが多い

長時間椅子に座ってパソコンなどを操作していると、股関節前面の筋が硬く縮み、

骨盤が前に傾きやすくなります。

●ヒールの高い靴で立っている時間が長い

体の重心がつま先に移動するため、骨盤が前に傾きやすくなります。またバランスをとろうとして、お尻をうしろに突き出しがちになります。

●うつ伏せで読書をする

文字から目を離すために頭を持ち上げ、背中を反らせてしまいがちです。最近は寝転がってスマートフォンなどを使う人が多いようですが、これも同じことが言えます。

反り腰姿勢（立ち・正面と背面）

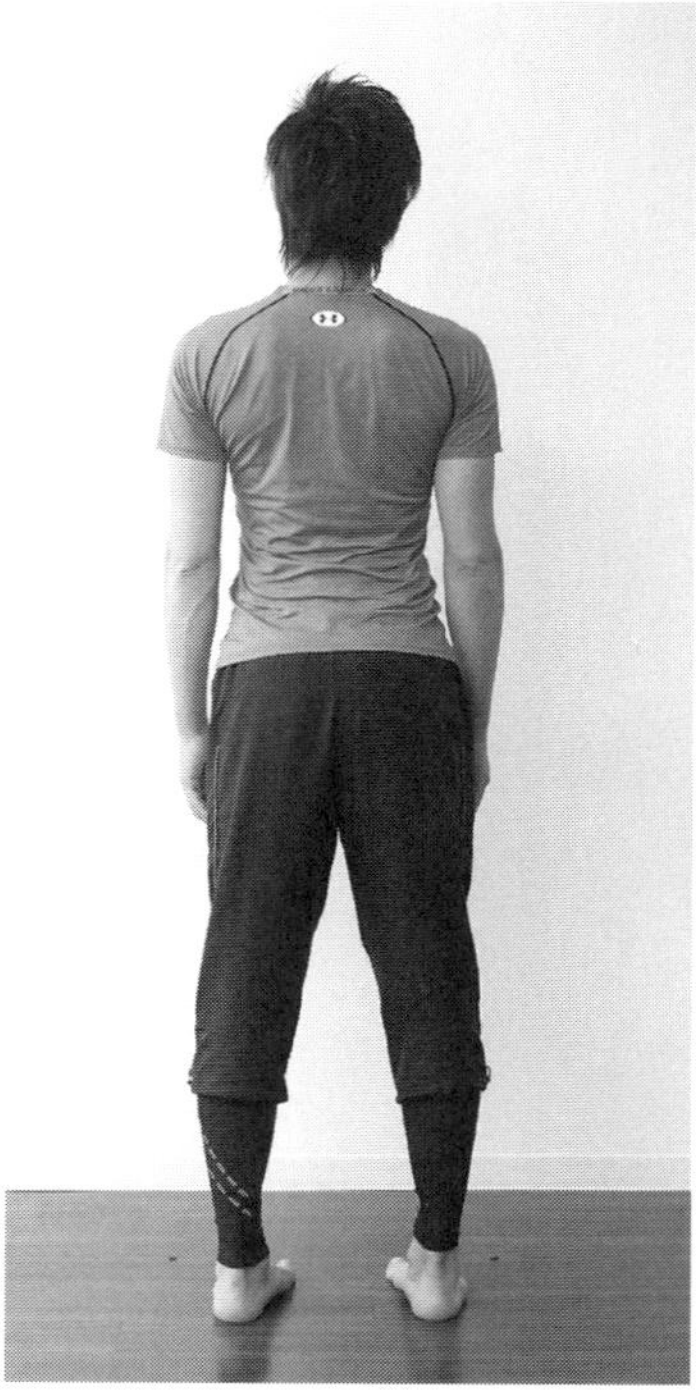

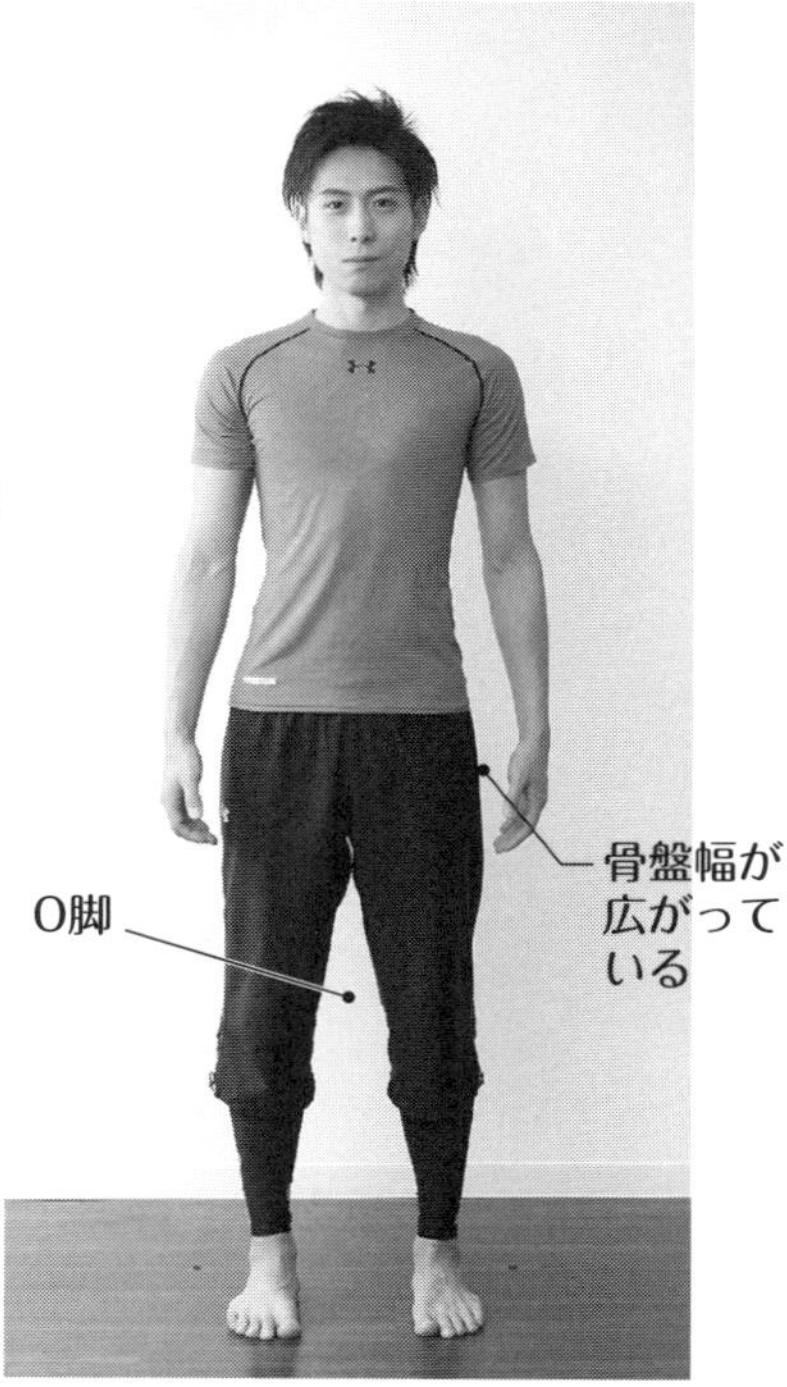

反り腰姿勢タイプの座り方

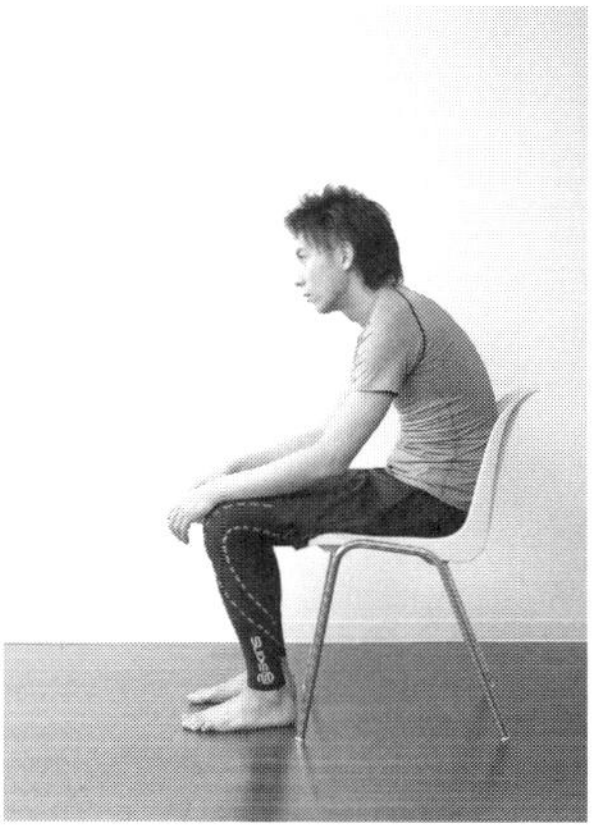

側面

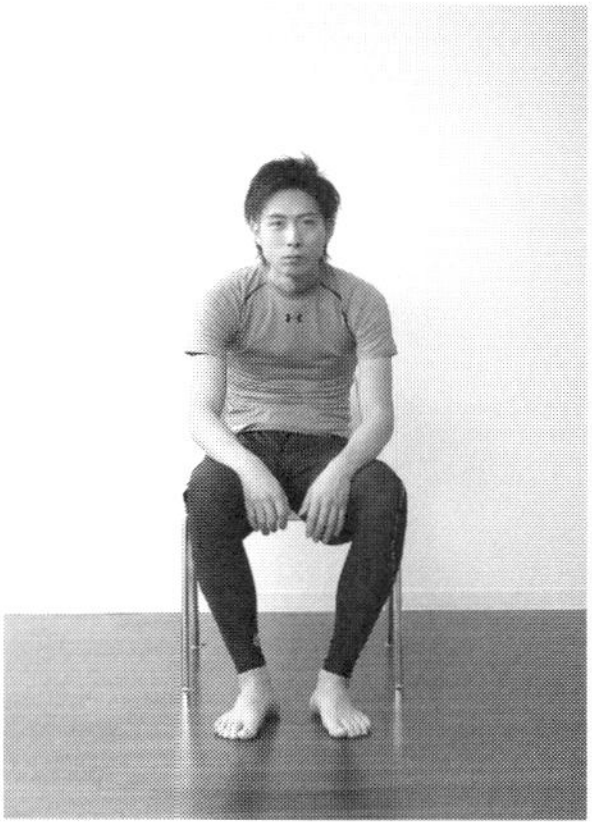

正面

反り腰姿勢タイプの歩き方

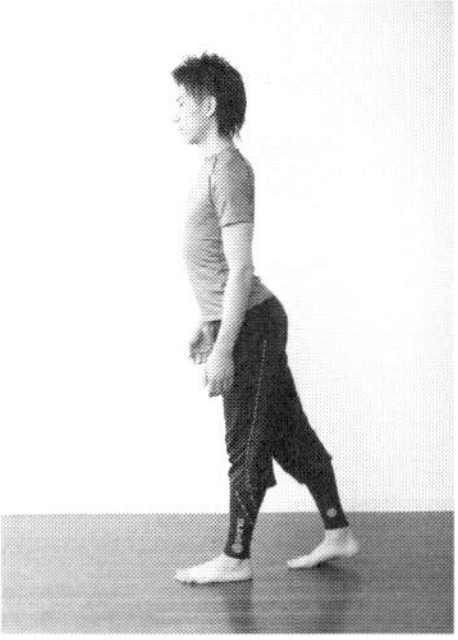

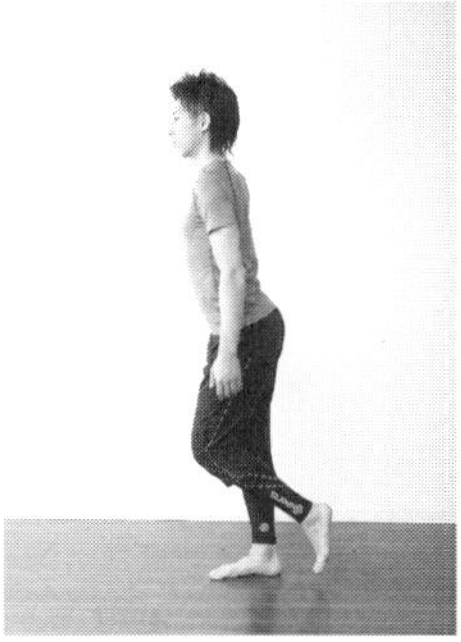

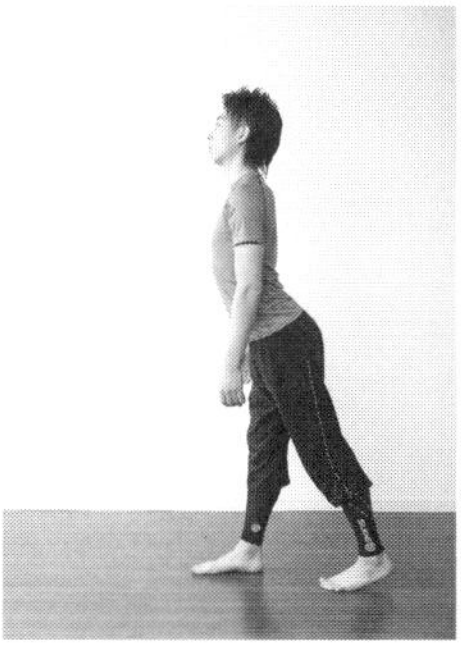

・太もも前とふくらはぎを主に使っている
・お腹がぬけている
・腰が反って負担がかかる
・ツンツンした歩き方に見える

反り腰姿勢の筋肉の状態

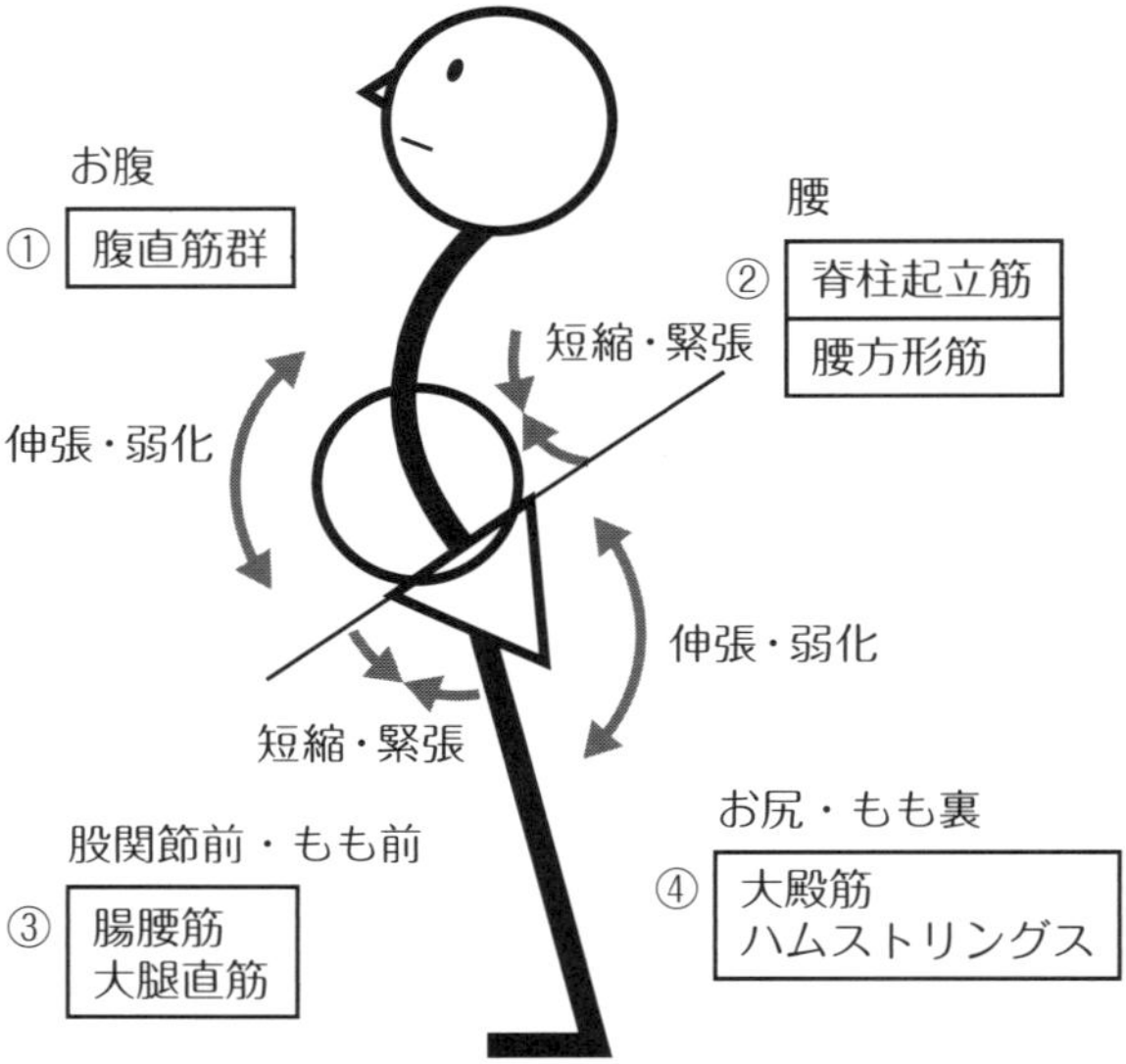

反り腰姿勢の筋肉の状態

反り腰姿勢の人は、それぞれの筋肉が次のような状態になっています。

①腹直筋群が伸張・弱化している

②脊柱起立筋・腰方形筋が短縮・緊張している

③腸腰筋・大腿直筋が短縮・緊張している

④大殿筋・ハムストリングスが伸張・弱化している

（2）猫背姿勢タイプのあなたに

猫背姿勢タイプの特徴

猫背姿勢とは、肩や背中を丸め、上体が前に傾いている姿勢です。男性に多く見られますが、最近は女性にも増えてきています。

猫背というと、悪い姿勢の代表格のように言われることがあります。普段は猫背ではないのに、寒い冬などは、つい背中を丸めてしまうことがありますね。

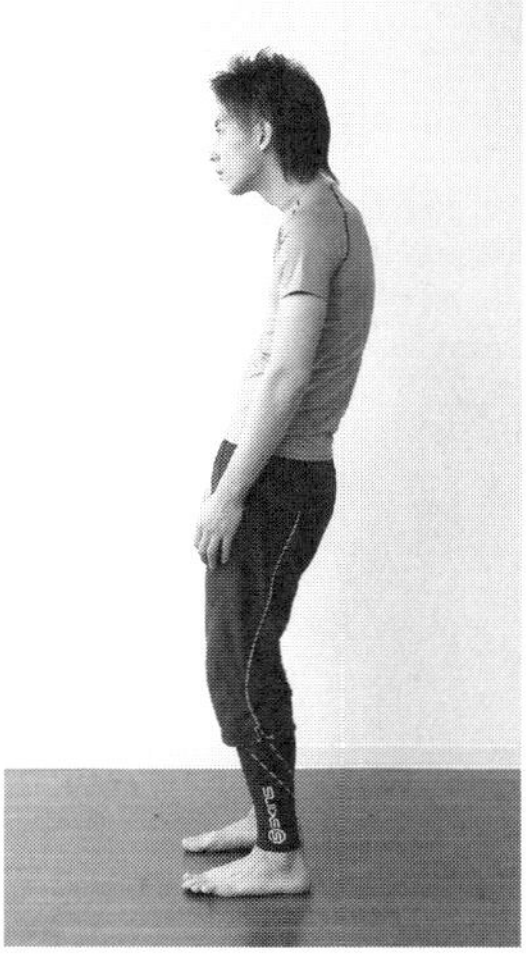

運動不足や加齢により、コアハウスや腸腰筋などが弱くなってくると、股関節の前の靭帯にもたれかかるようになり、骨盤を前に押し出します。それにより骨盤がうしろに傾き、背中を丸めてバランスをとるようになります。

これが猫背姿勢のメカニズムです。

猫背姿勢タイプは、側面から見ると次のような特徴があります。

①あごを突き出し、頭と首が前に出ている
②肩が前に出ている（巻き込み肩）
③肩甲骨が見えなくなり、背中が丸まっている
④お腹が全体的にでっぷり出ている
⑤骨盤が後ろに傾き、前に突き出している
⑥膝頭が外側に向いており、やや曲がっている
⑦O脚になりやすい

猫背姿勢による悪影響

●たいこ腹になりやすい

骨盤が後ろに傾き、前に押し出し、背中が丸くなることで腹部が圧迫され、内臓を押し出すような状態になります。胃の下あたりから出ている、いわゆるたいこ腹になりやすくなります。

●肩こりしやすくなる

背中が丸くなり、首が前に出てしまうので、肩こりになりやすくなります。また、肩甲骨周辺の筋肉もこりやすくなります。

●股関節や背骨への負担が増える

股関節の前側の靭帯で体を支えて、筋肉を使わないので、股関節や背骨に負担がかかります。

●呼吸がしにくくなる

背中が丸くなると肋骨が広がらなくなります。すると肺も広がりにくくなります。気管も圧迫されるので呼吸がしづらくなります。

●手のしびれや冷えにつながる

巻き込み肩になると、小胸筋の下で血管や神経やリンパ管を圧迫してしまい、手が冷えたり、しびれたり、むくんだりする胸郭出口症候群になるおそれがあります。

●うつ傾向になりやすい

副交感神経が優位になり、やる気がおこらない、動きたくないといったことがおこりえます。

●「天使の羽根のライン」が消える

背中が丸まり、首と肩が前に突き出てくるようになります。それに伴い、「天使の羽根（肩甲骨）」と「デコルテ（鎖骨）」が消えてしまいます。

その他、腰椎椎間板ヘルニアなどの原因にもなりえます。また、肩が巻き込み、首が短く見えるため、ジャケットも似合わないし、頼りなく見えるなど、見た目にも影響します。

猫背姿勢（立ち・側面）

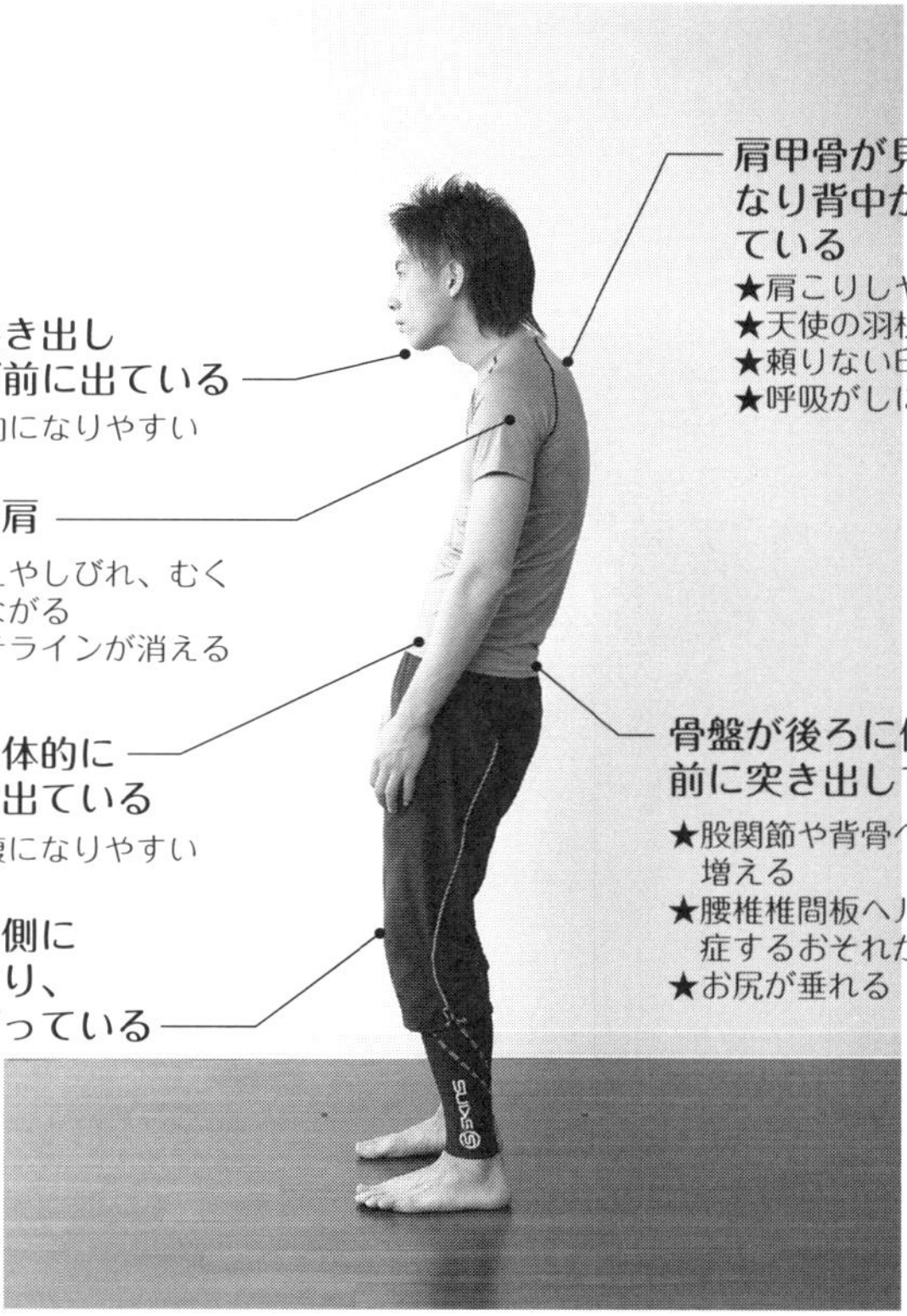
肩甲骨が見えなく
なり背中が丸まっ
ている
★肩こりしやすくなる
★天使の羽根が消える
★頼りない印象
★呼吸がしにくくなる
あごを突き出し
頭と首が前に出ている
★うつ傾向になりやすい
巻き込み肩
★手の冷えやしびれ、むく
みにつながる
★デコルテラインが消える
お腹が全体的に
でっぷり出ている
★たいこ腹になりやすい
骨盤が後ろに傾き
前に突き出している
★股関節や背骨への負担が
増える
★腰椎椎間板ヘルニアを発
症するおそれがある
★お尻が垂れる
膝頭が外側に
向いており、
やや曲がっている

猫背姿勢になる生活習慣

●デスクワークが多い

骨盤を後ろに傾け、背中を丸め、首を前に押し出す姿勢でのデスクワークが最も原因となります、机や椅子の高さや、パソコンの置く位置なども関係があります。

●スマートフォンを見る

ずっと下をうつむくようにしてスマートフォンばかり見ていると、背中が丸くなり、頭を突き出すような姿勢になってきます。

●運動不足

運動不足により、コアハウスや腸腰筋が弱くなると、股関節前面の靭帯にもたれかかる「おさぼりポーズ」になります。

猫背姿勢（立ち・正面と背面）

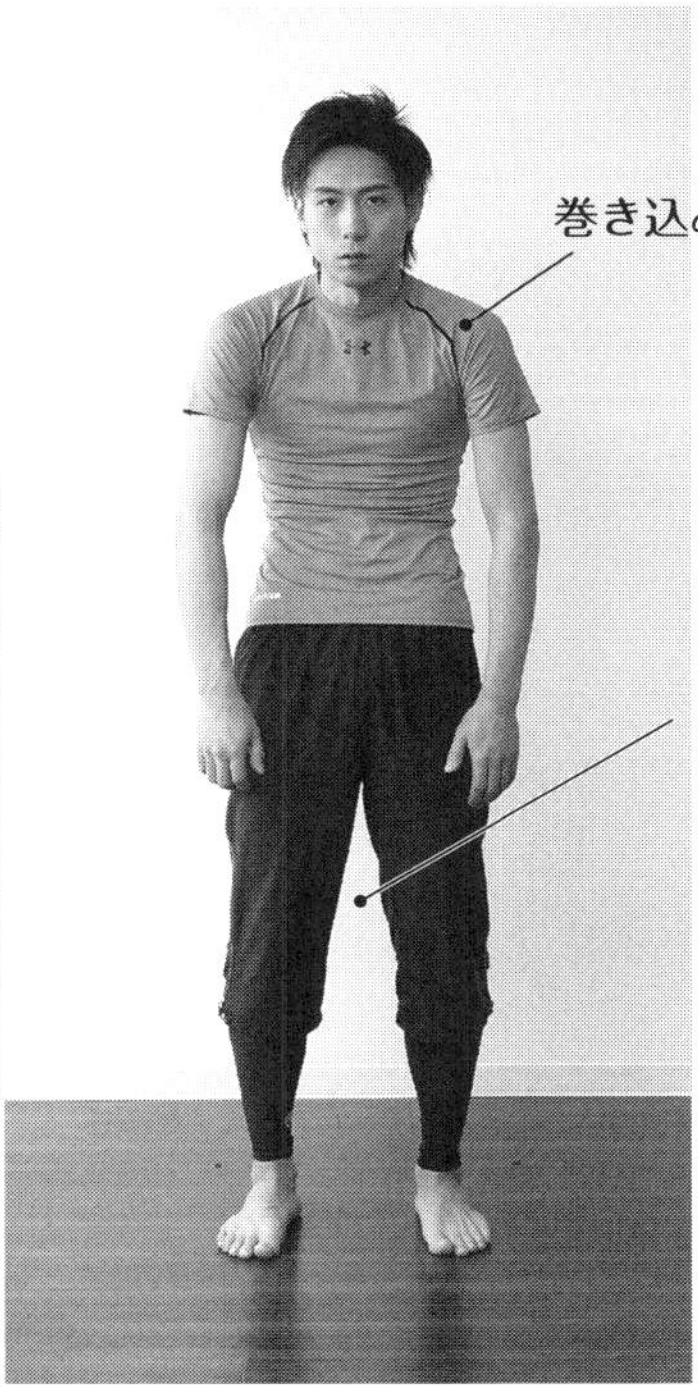

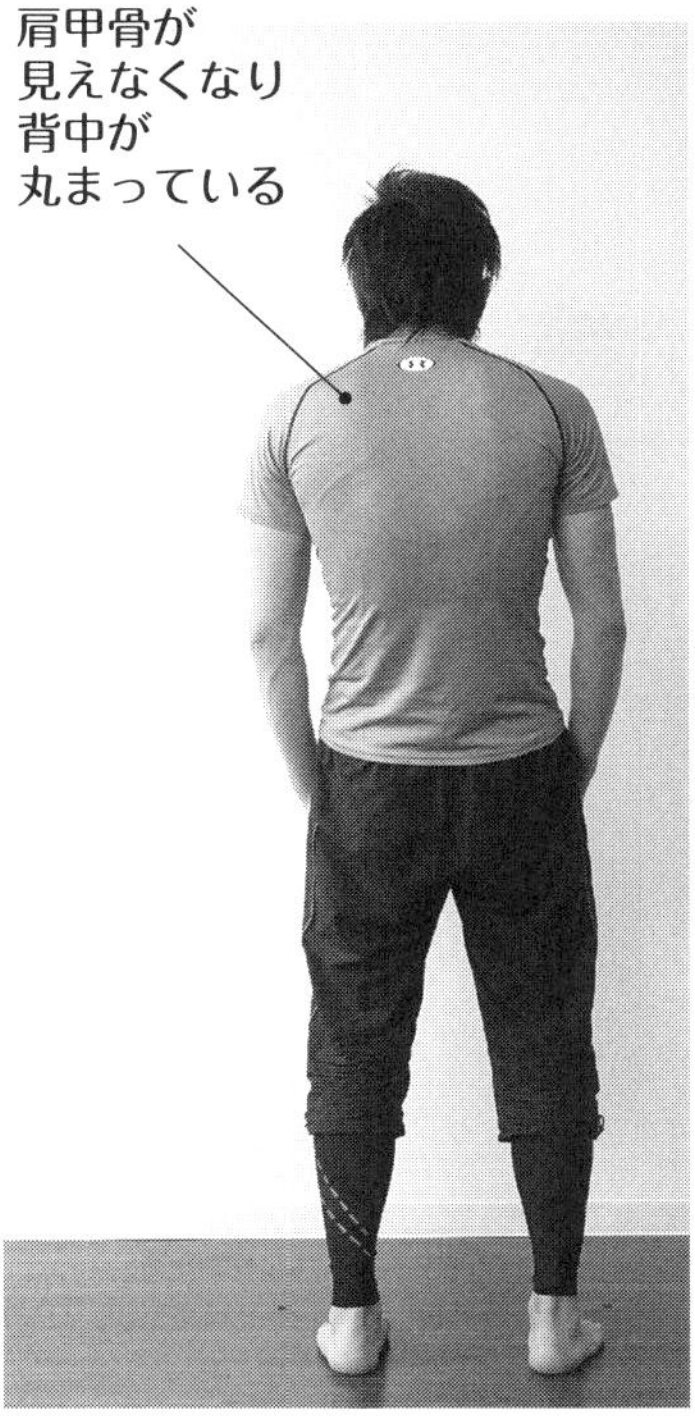

猫背姿勢タイプの座り方

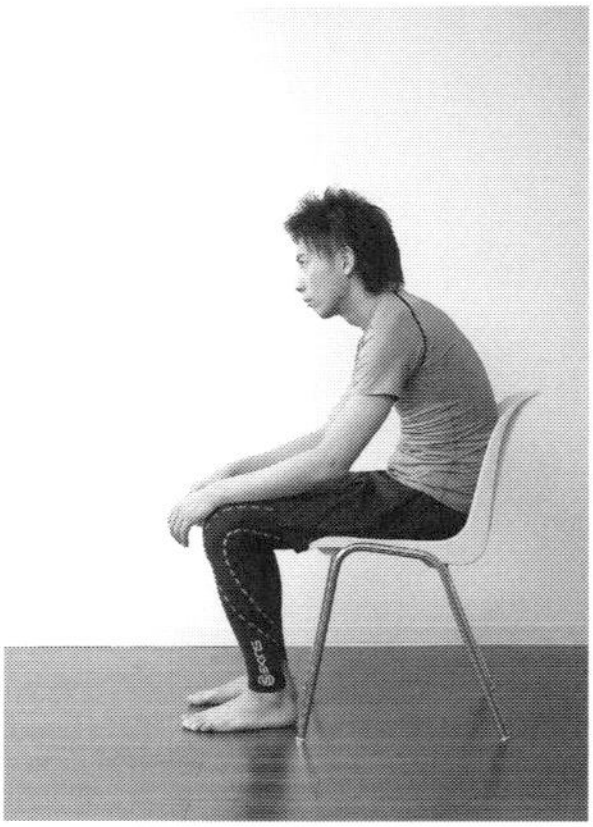

側面

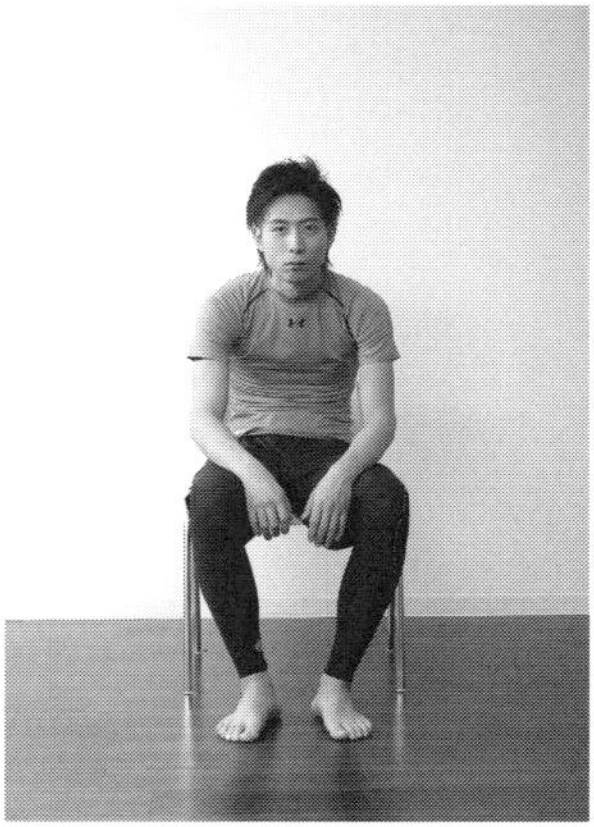

正面

猫背姿勢タイプの歩き方

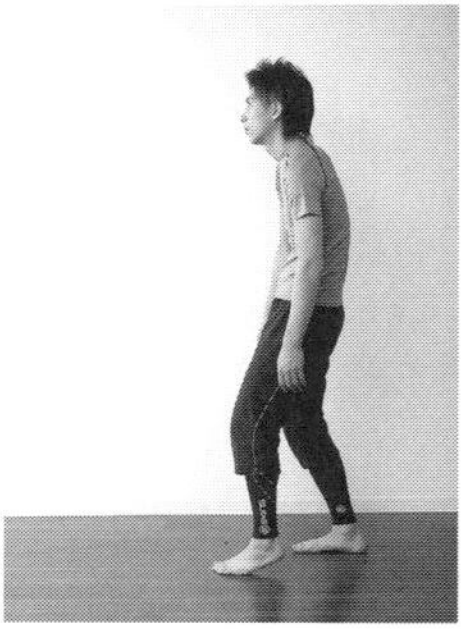

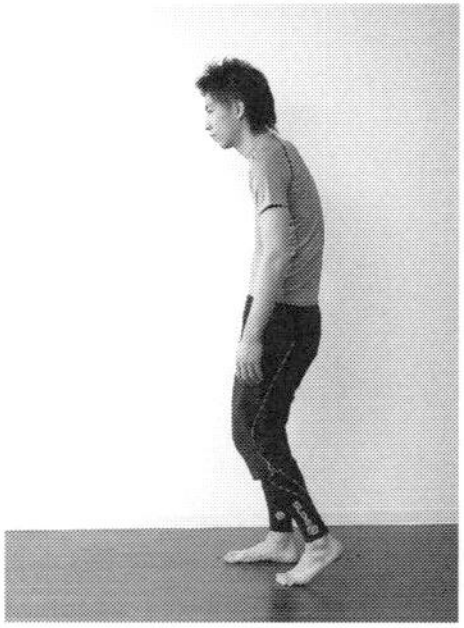

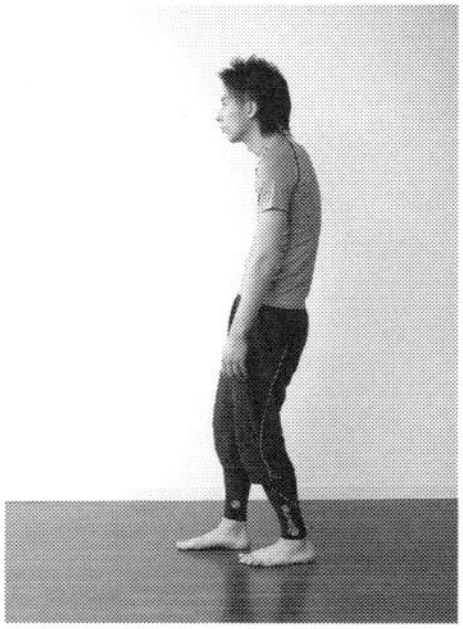

・歩幅が狭い
・脚が上がっていない
・膝に負担がかかる
（頼りない歩き方に見える）

猫背姿勢の筋肉の状態

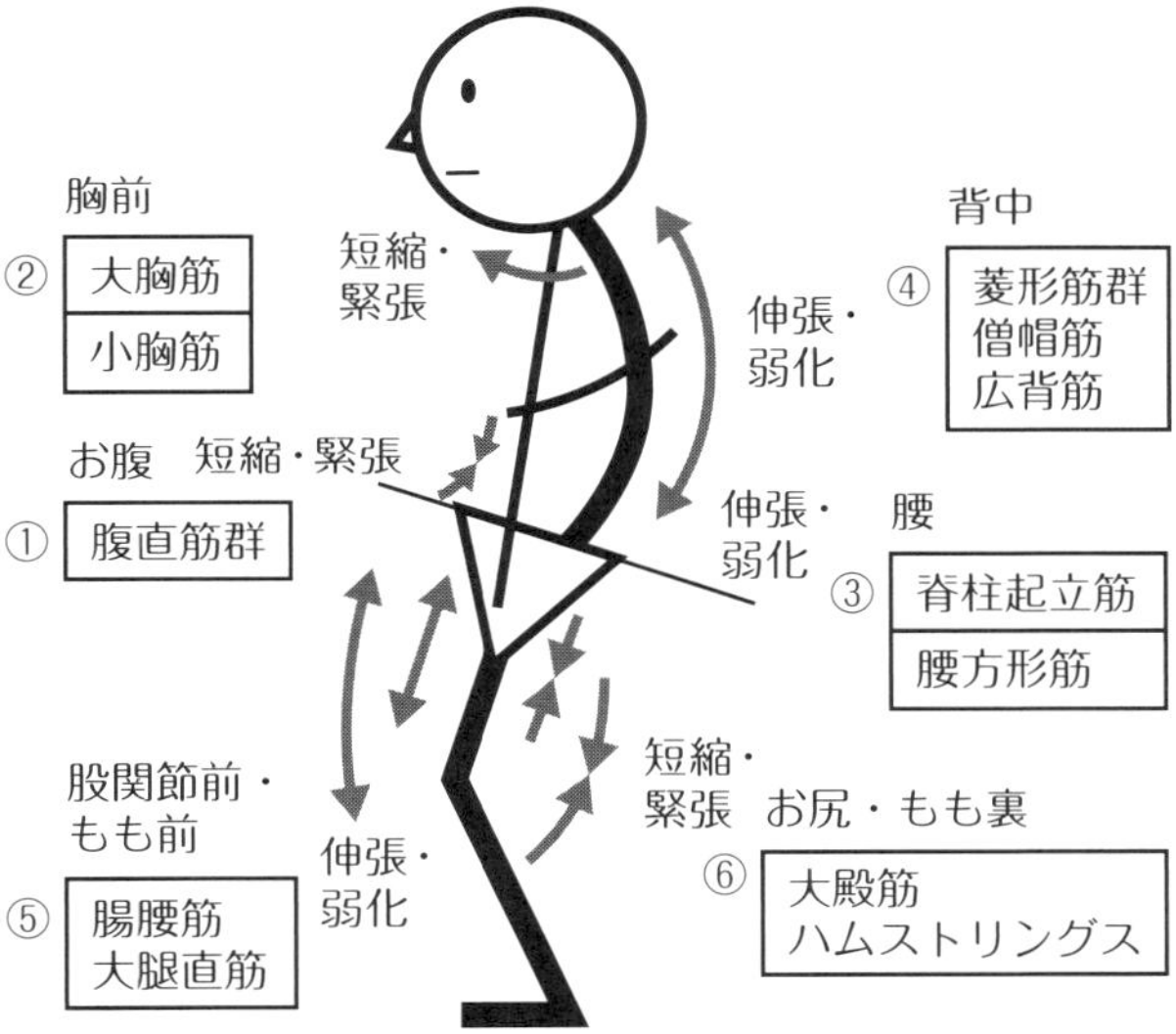

猫背姿勢の筋肉の状態

猫背姿勢の人は、それぞれの筋肉が次のような状態になっています。

①腹直筋が短縮・緊張している
②大胸筋・小胸筋が短縮・緊張している
③脊柱起立筋・腰方形筋が伸張・弱化している
④菱形筋群・僧帽筋・広背筋が伸張・弱化している
⑤腸腰筋・大腿直筋が伸張・弱化している
⑥大殿筋・ハムストリングスが短縮・緊張している

（3）左右歪み姿勢タイプのあなたに

左右歪み姿勢タイプの特徴

歪みの度合はまちまちですが、ほとんどの人が左右歪み姿勢タイプに当てはまります。これは利き手があるからで、右利きの人は右のウエストが、左利きの人は左のウエストが縮む傾向にあります。

長時間、パソコンを使ったりデスクワークなどをしていると体に歪みのクセができ、それが形状記憶されていきます。

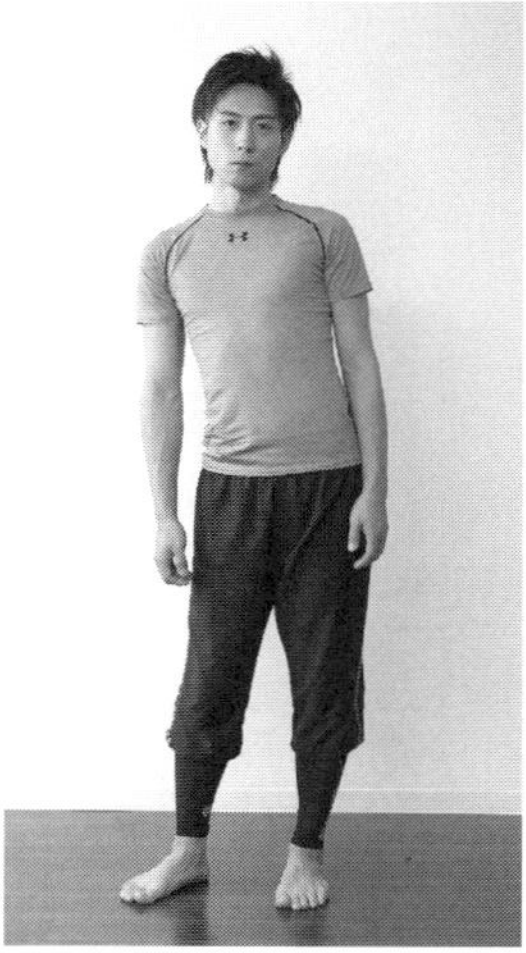

左右歪み姿勢タイプには、次のような特徴があります。

①背骨がゆがんでいる（側彎《そくわん》）

②左右の肩の高さが違う

③ウエストのくびれに左右差がある
④片脚立ちをしづらい
⑤骨盤の幅に左右差がある
⑥体の重心が左右の一方にかたよっている
⑦顔が傾いている

左右歪み姿勢による悪影響

●くびれに左右差がある

左右アンバランスのため、一方が縮み、反対側が伸びてしまいます。例えば右利きの人は右の、左利きの人は左のウエストの筋肉が縮み、くびれに左右差ができます。

●片方の膝や股関節や腰が痛くなる

例えば右が縮むと左に重心が流れ、歩くときに左側の膝や股関節、腰ばかりに負荷がかかり、痛めやすくなります。

●内臓機能が低下する

右に歪むと、右腹部が押しつぶされ、内臓も圧迫されるので、うまく機能しなくなります。

●斜角筋症候群になりやすい

例えば右が縮むと、左頸部の斜角筋という筋肉がはってきて、斜角筋症候群になりやすくなります。斜角筋症候群になると、その筋肉の間を通る血管や神経が圧迫され、手に痛みやしびれなどの症状が現れます。

●顔の歪みにつながる

肩が下がると胸鎖乳突筋や広頸筋など頸部の筋膜に引っぱられ、顔が傾きます。それにより口や目なども歪んでしまいます。

左右歪み姿勢（立ち・正面と背面）

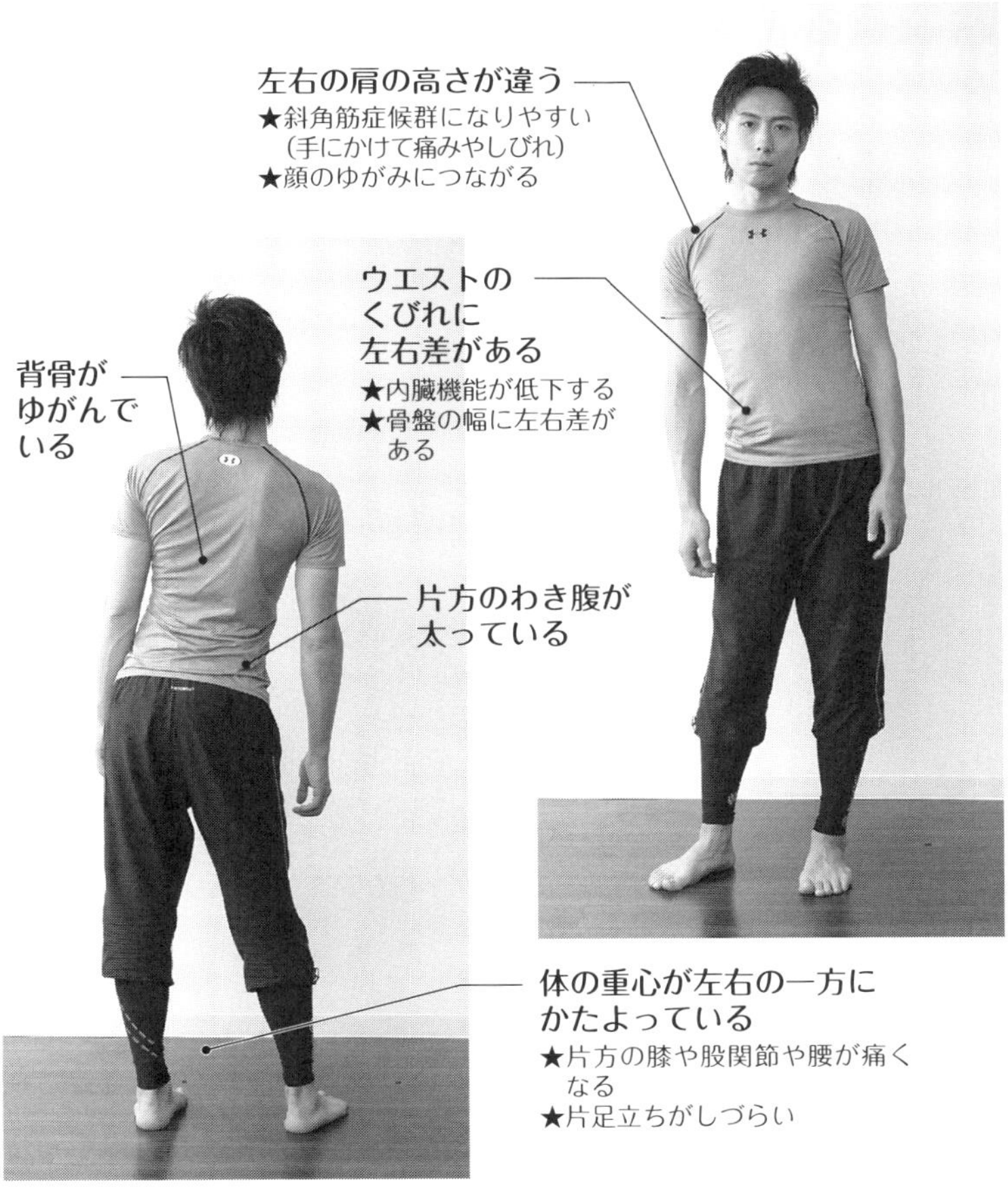
左右の肩の高さが違う
★斜角筋症候群になりやすい
（手にかけて痛みやしびれ）
★顔のゆがみにつながる
ウエストのくびれに左右差がある
★内臓機能が低下する
★骨盤の幅に左右差がある
背骨がゆがんでいる
片方のわき腹が太っている
体の重心が左右の一方にかたよっている
★片方の膝や股関節や腰が痛くなる
★片足立ちがしづらい

左右歪み姿勢になる生活習慣

●いつも同じ側にカバンをかける

いつも右肩にカバンをかけると、カバンを落とさないように右肩を上げます。それにより、体全体が左側に歪んでしまいます。

●パソコンをデスク上の片側に置いてある

常に体を一方にねじらせた状態で作業をすることにより、左右歪み姿勢になります。

●車の運転などの座り方

車の運転では、助手席側に身体を傾けることが多くなり、左右歪み姿勢になります。

左右歪みタイプの座り方

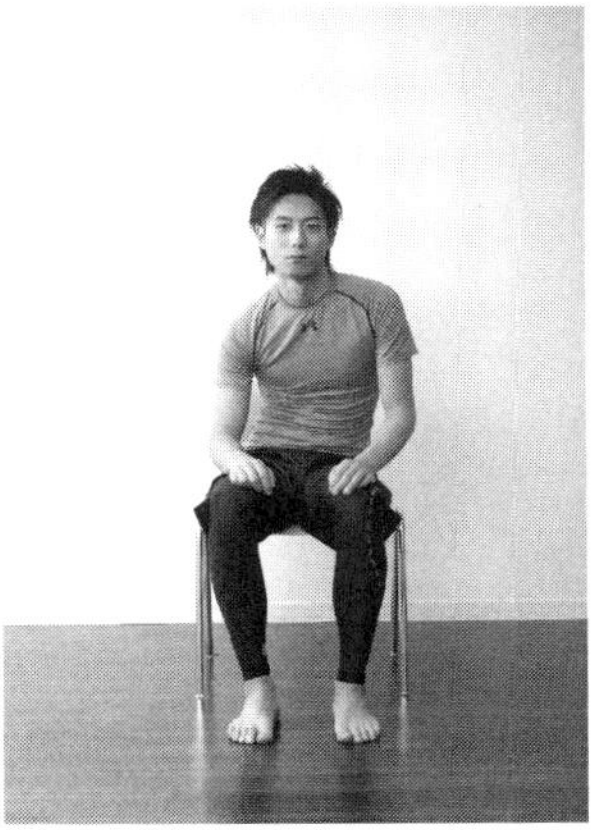

正面

左右歪み姿勢タイプの歩き方

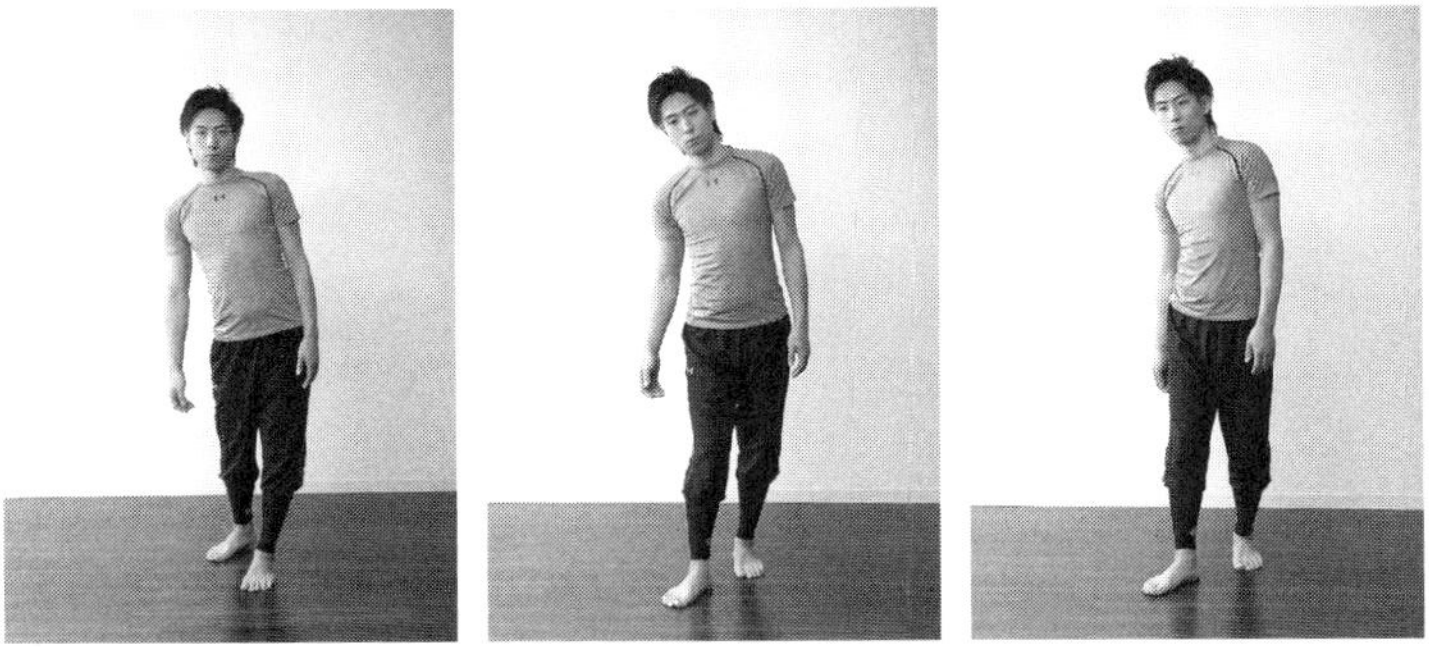

・左右に体をふった歩き方
・片方の膝が内に入る
・片方の膝、股関節、腰に負担がかかる
・身体が曲がってるねと言われる

左右歪み姿勢の筋肉の状態

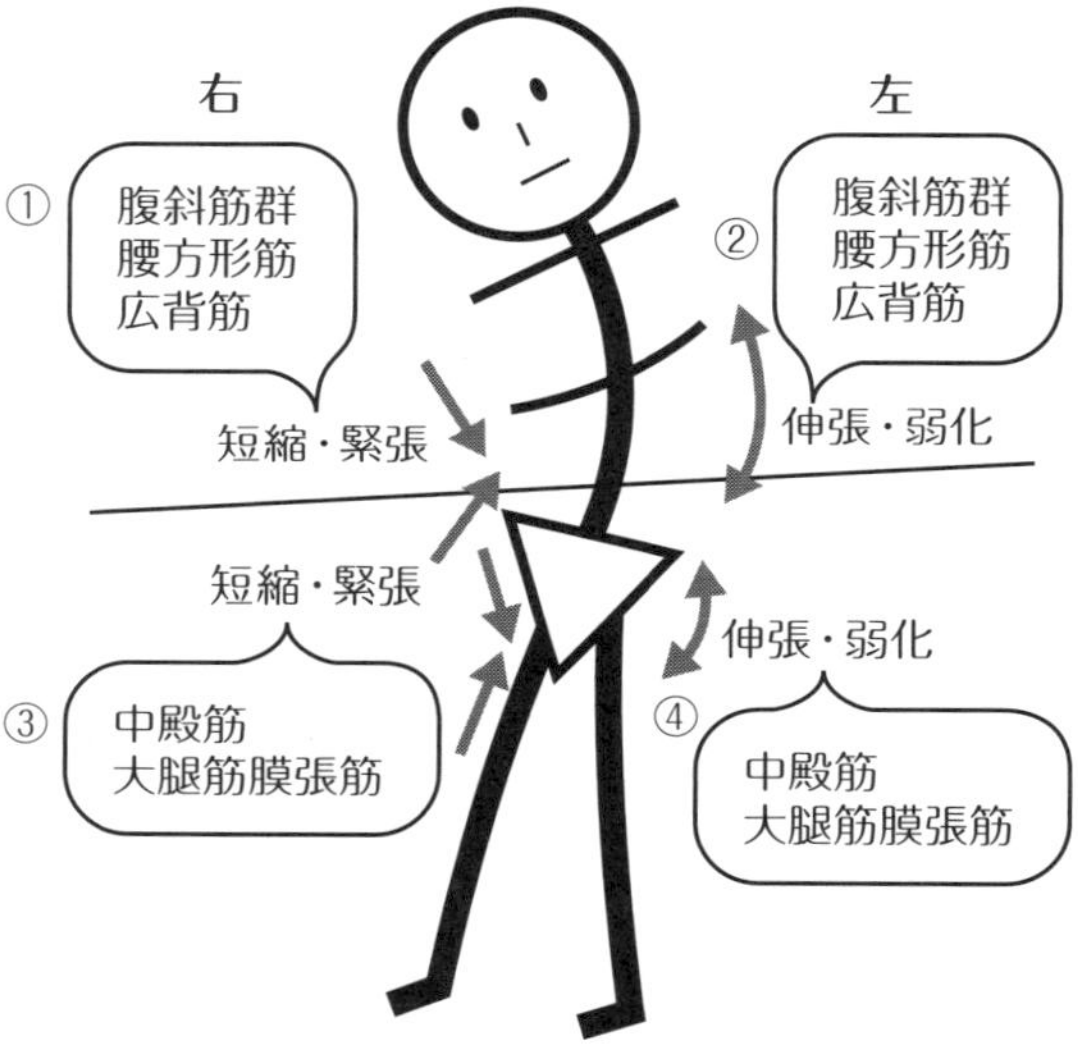

左右歪み姿勢の筋肉の状態

左右歪み姿勢の人は、それぞれの筋肉が次のような状態になっています。

①右の腹斜筋群・腰方形筋・広背筋が短縮・緊張している

②左の腹斜筋群・腰方形筋・広背筋が伸張・弱化している

③右の中殿筋・大腿筋膜張筋が短縮・緊張している

④左の中殿筋・大腿筋膜張筋が伸張・弱化している

多くの悩みや症状が不良姿勢が原因だということはご理解いただけたでしょうか。

何気ない日常の習慣やクセで姿勢は崩れ、長年放っておくと様々な問題が起こってきます。後ほどお伝えする花岡式３ステップメソッドを続けていくことで、理想的な姿勢に改善していきましょう。

第6章

「コアハウス」で体幹を安定させる

すべての基本となる「コアハウス」

歪んだ姿勢で日常生活を送っていると、縮んだり伸びたりしてしまった筋肉が、その状態を〝形状記憶〟してしまっています。この状態でただトレーニングをしたり、ストレッチングをするだけでは一時的なもので、正しい姿勢になることはありません。

そこで、私は第2章でお話しした花岡式3ステップメソッド、すなわち

①縮んでいる筋肉を伸ばす——ストレッチ
②体幹を安定させる（コアハウスを目覚めさせる）——呼吸法
③弱くなっている筋肉を鍛える——トレーニング

を提唱しています。

この章ではまず、正しい姿勢の大元になる

②体幹を安定させる（コアハウスを目覚めさせる）——呼吸法

から始めたいと思います。

きちんと使われていなかった筋肉（インナーマッスル）を鍛えるために、私独自の「コアハウス」をつくり、体を安定させる方法をお教えしたいと思います。

正しい姿勢の基礎は「コアハウス」

姿勢を正しくしていくにあたって、わかりやすくするために私は「コアハウス」という概念を作りました。ここは体幹の核（コア）を形成する一番大切な場所で、「インナーユニット」と呼ぶ人もいますが、私は「コアハウス」と呼んでいます。この腹部に位置する「家」は正しい姿勢をつくるための基本の部分で、家を構成する四つの筋肉（インナーマッスル）のバランスが整って正しく使われていることが大切です。

4種類の筋肉（インナーマッスル）が「コアハウス」をつくる

理想的な姿勢では、インナーマッスルが骨盤や脊柱（背骨）を安定させています。

次の四つのインナーマッスルが家をつくり上げるのです。

（1）横隔膜――屋根
（2）脊柱＋多裂筋―大黒柱
（3）腹横筋――壁
（4）骨盤底筋群――床

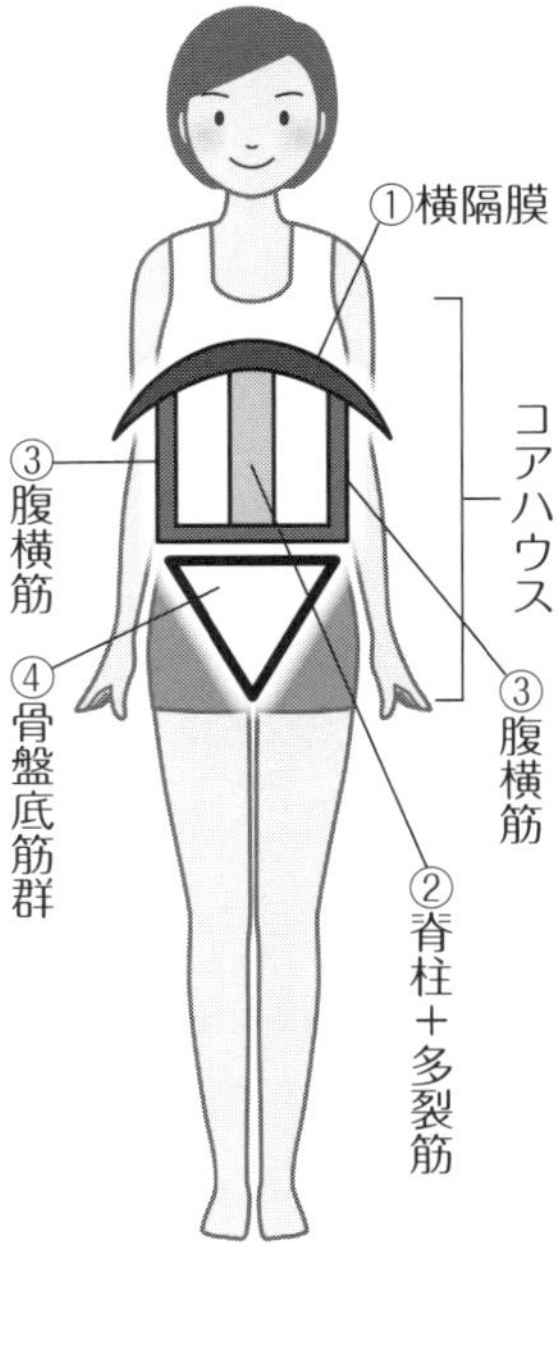

これらの四つは体幹の核（コア）の部分である腹部に位置しています。

コアハウスは体を支えて手足をスムーズに動かす土台

コアハウスの中心には、姿勢を支える土台である骨盤があり、上には脊柱、下には股関節で2本の足とつながっており、骨格において重要な役割を担います。

コアハウスを構成する4種類の筋肉（インナーマッスル）は、まさにこれを支え

コアハウスをつくる４つの筋肉群

❶横隔膜《おうかくまく》
（コアハウスの屋根）

横隔膜が屋根になります。胸とお腹の境目に位置する膜状の筋肉。呼吸運動に関係する筋肉のひとつで、息を吸うと横隔膜が下がることで胸腔が広くなる。息を吐くと、横隔膜がゆるんで上がるので胸腔は狭くなる。

❷多裂筋《たれつきん》
（コアハウスの大黒柱）

脊柱とそれを支える多裂筋が大黒柱になります。脊柱に細かくつき、体を支える大黒柱（脊柱）を補助する。

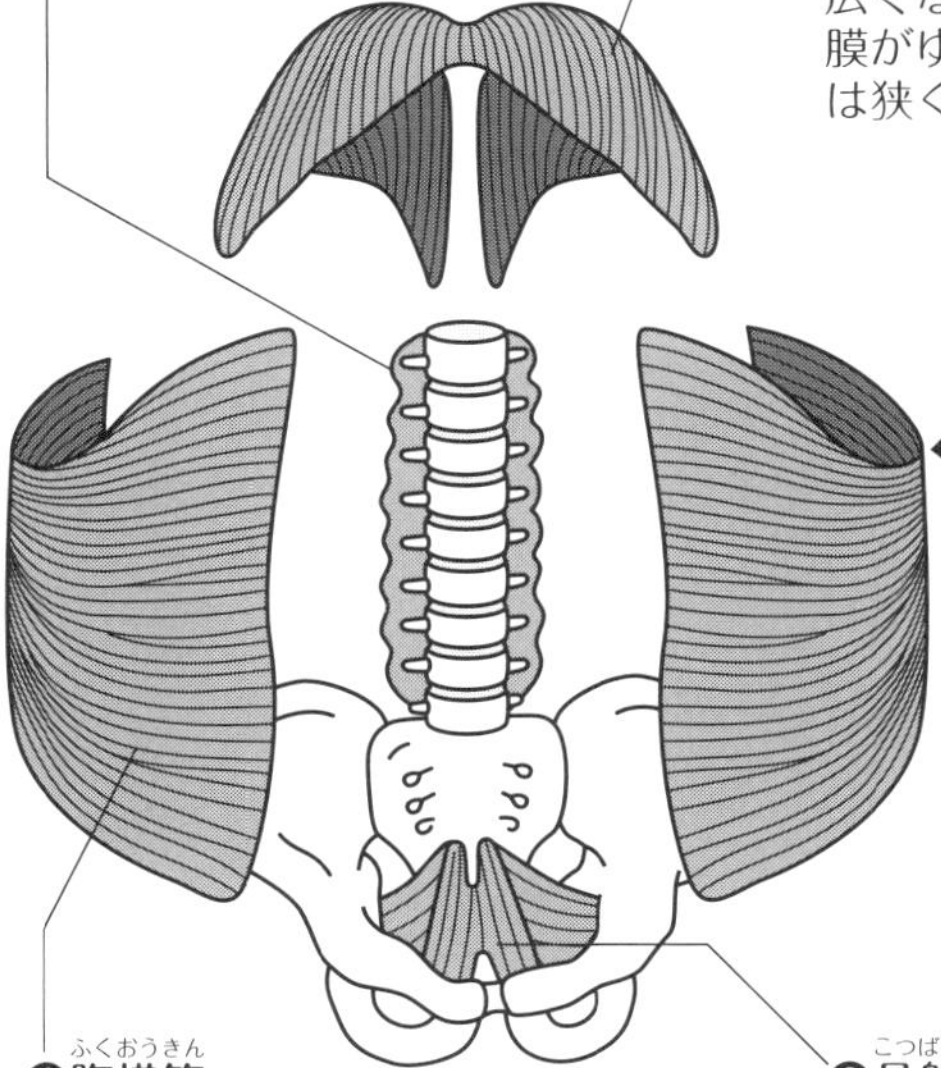

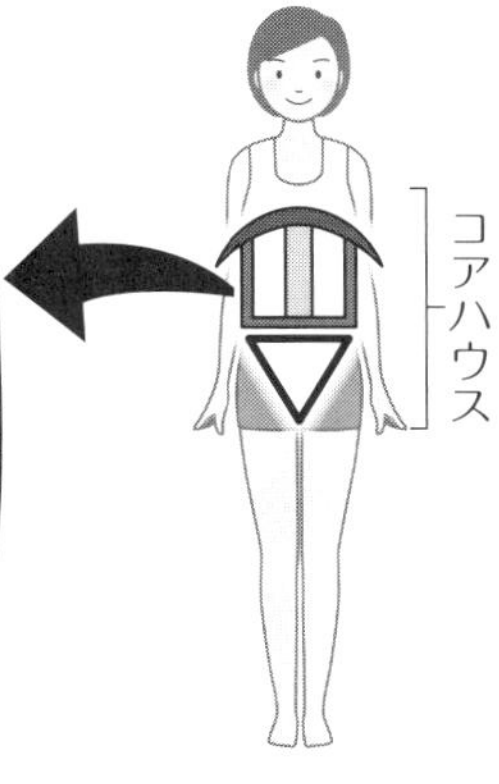

❸骨盤底筋《こつばんていきん》
（コアハウスの床）

骨盤の底にハンモック状に張り渡されている筋肉。内臓を下から支える役目を果たす。

❹腹横筋《ふくおうきん》
（コアハウスの壁）

お腹のいちばん内側を横向きに走っている筋肉。お腹のまわりを支えコルセットのような働きをして、腹圧を高め、体を安定させる。内臓を支える働きもする。

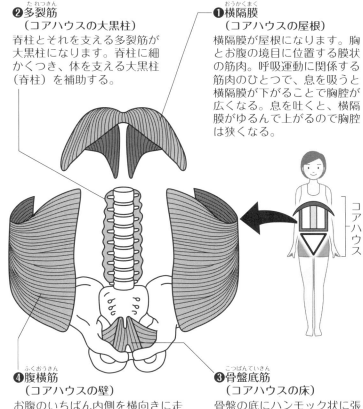

ている体幹の筋肉といえます。

手を挙げる時も、脚を前に出す時も、一番最初に働くべきなのはコアハウスを構成する4種類の筋肉で、これらが体幹で働くことで、体を安定した状態で、スムーズに動かすことができるわけです。

歪んだ姿勢ではコアハウスの筋肉が休眠状態

姿勢が悪い人は、このコアハウスを構成する4つの筋肉が縮んでしまったり、伸びきっていたりして正常に機能していない、つまり休眠状態になっているのです。コアハウスは単体で働くことはなく、床−壁−大黒柱−屋根がまっすぐ立っていてはじめて一緒に働いてくれます。歪んだ姿勢というのは、家が傾いているのでコアハウスがスムーズに働かず、地盤沈下しています。

正しい姿勢をつくるには、何はともあれ休眠状態のコアハウスを目覚めさせて働ける状態にするために、まずは縮んで硬くなっている筋肉を伸ばしたり、伸びきって働かない筋肉を鍛えて機能させ、傾いている家を元に戻さなくてはなりません。

こうして家全体の歪みがなくなり、しっかりと建っていられるようになり、骨盤と脊柱が正しい位置で安定すると、正しい姿勢がつくられていくのです。

ちなみに、骨盤が前に傾斜してしまうと、内臓が前方に押し出され、お腹がポッコリと出てしまうことになるのです。しっかりとコアハウスを構成する筋肉群を目覚めさせなければなりません。

理想的なコアハウスは「花岡式呼吸法」で創る

この姿勢の要である「コアハウス」を目覚めさせ安定させるための方法としては、コアハウスを構成する４つの筋肉（インナーマッスル）は呼吸と深く関与しているため、意識的な呼吸法を行うことで鍛えることができます。

花岡式呼吸法はまず深いお腹呼吸でコアハウスを目覚めさせます。それから肋骨呼吸で、コアハウスを正しく使いながら肋骨を広げる理想的な呼吸を身につけていきます。

それでは、この呼吸法についてくわしく説明をしていきます。

STEP1

お腹呼吸でコアハウスを目覚めさせる

コアハウスを目覚めさせるためのお腹呼吸のポイントは、息を吸う時に意識的にお腹を最大限ふくらませる〝深い〟お腹呼吸を行うことです。

鼻からゆっくりと息を吸ってお腹をふくらませることで、コアハウスの屋根にあたる横隔膜が最大限下がり、それにともなって床にあたる骨盤底筋は下に落ちていき、壁にあたる腹横筋は外に広がります。

息を吐く時は口から細く長く、お腹をひっこめ、お尻の穴を頭の方に引き上げるイメージで行いましょう。骨盤底筋の床が引き上げられ、壁にあたる腹横筋が中へ引っ込み、多裂筋が脊柱を安定させます。

この呼吸をくり返すことで、眠っていたコアハウスを目覚めさせることができます。

お腹呼吸の目的はコアハウスを目覚めさせること、副交感神経優位にしてリラックスすることです。

お腹呼吸

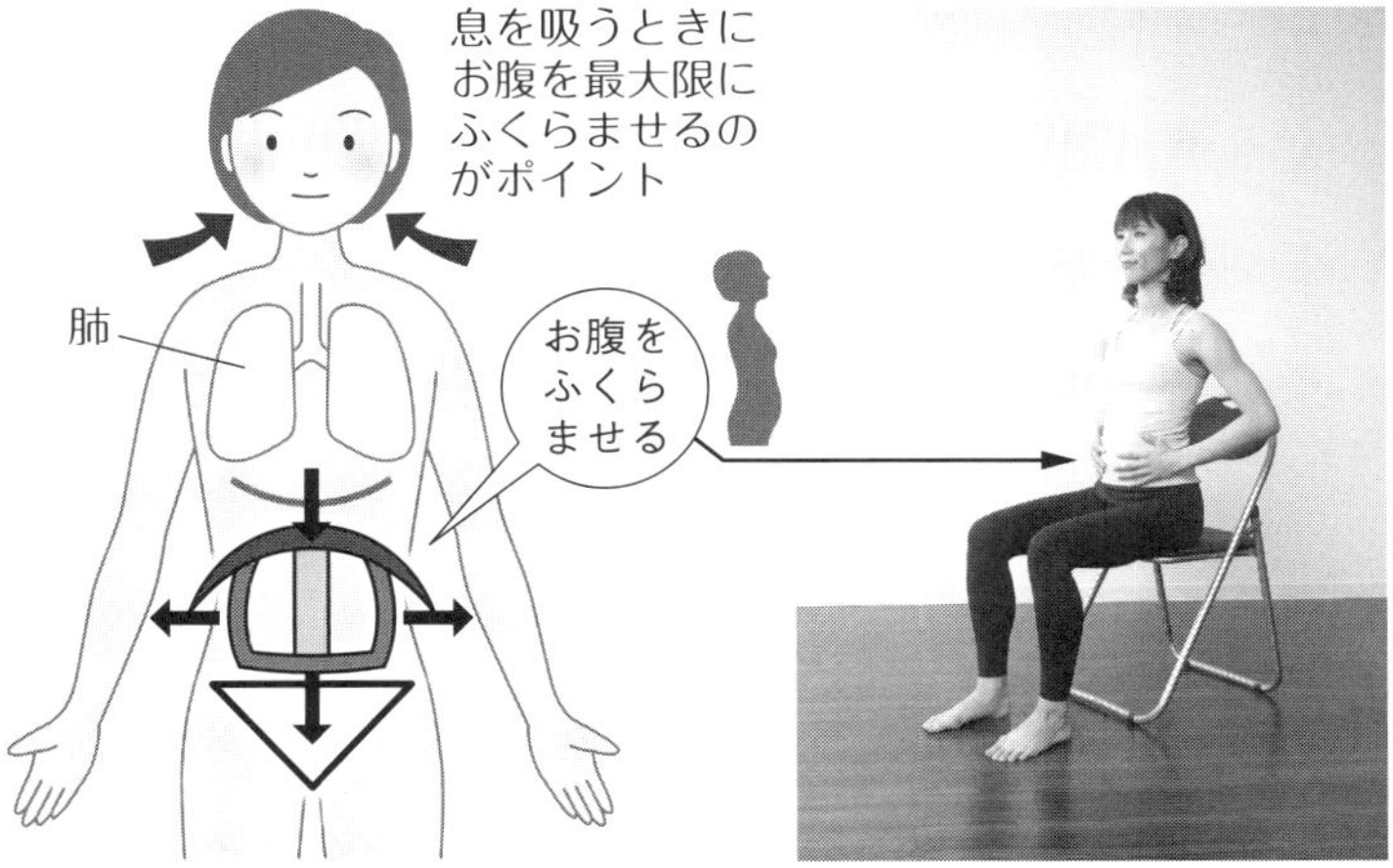

吸う—— お腹をふくらませる

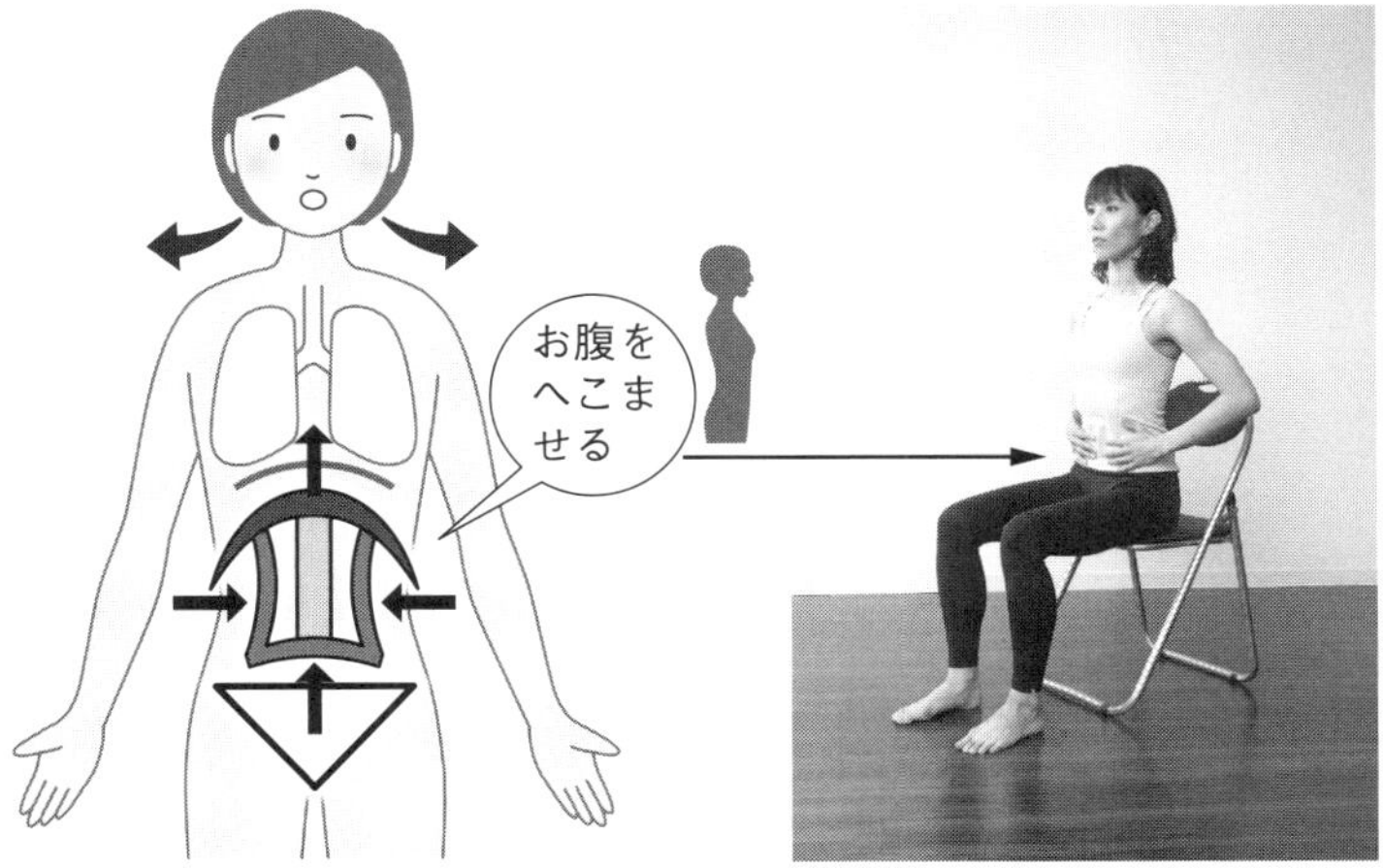

吐く—— お腹をへこませる

●お腹呼吸

（1）椅子に座って、前述した正しい座り姿勢をとります

（2）両手をお腹にあてます

（3）鼻から息を吸ってお腹をふくらませます

（4）口から吐きながらお腹をへこませながらお尻の穴を引っこめます

STEP2 肋骨呼吸でコアハウスを使いながら理想的な呼吸へ

コアハウスを正しく使いながら理想的な呼吸へ導く肋骨呼吸は、お腹を引っこませてお尻の穴を軽く締めた状態で行うことがポイントです。

この状態で呼吸を行うと、肋骨が広がるのが感じられると思います。これが肋骨呼吸です。

●肋骨呼吸

（1）椅子に座って、前述した正しい座り姿勢をとります

肋骨呼吸

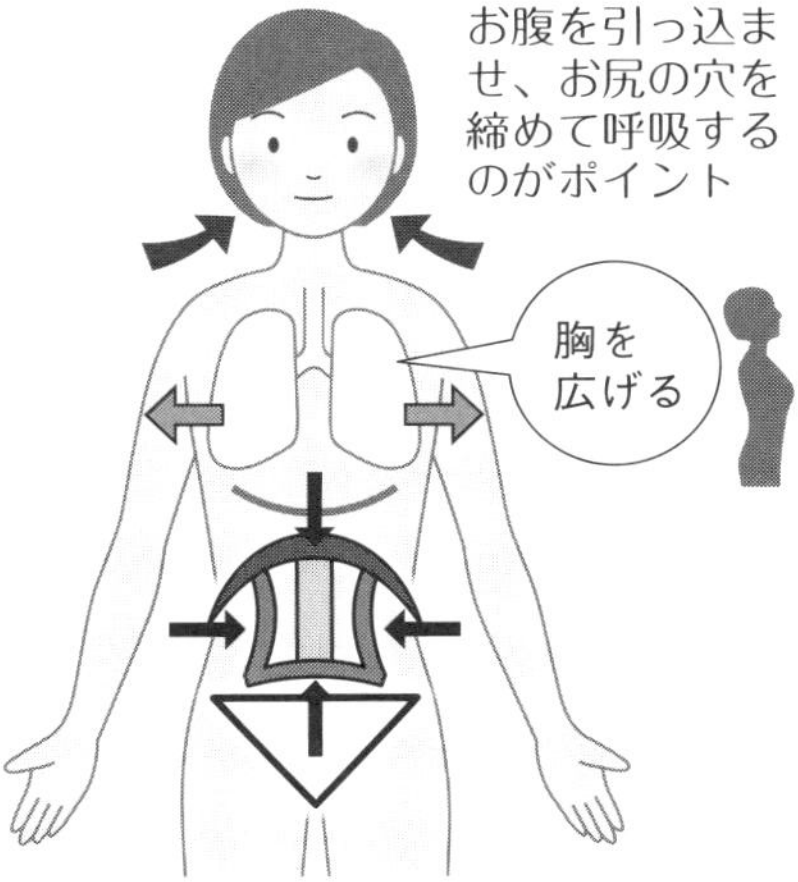

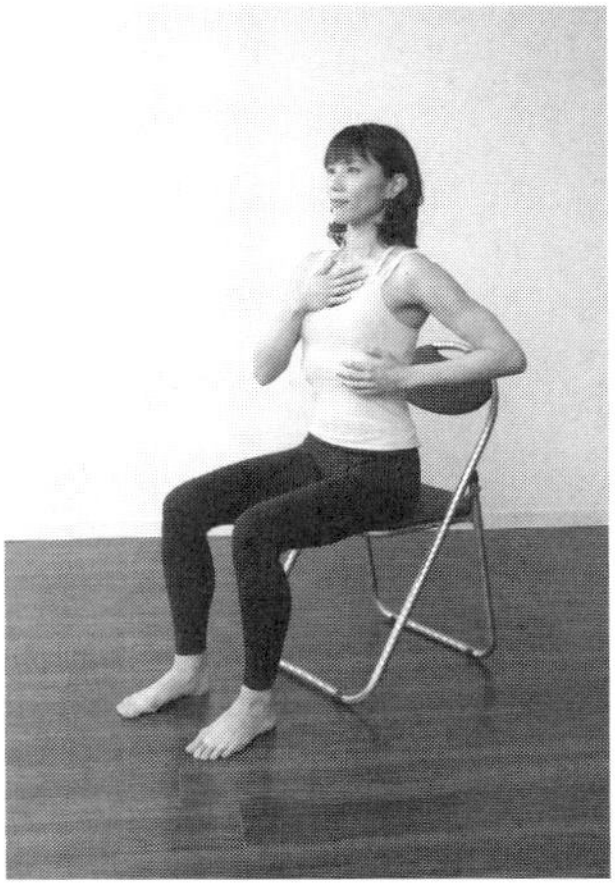

吸う――胸を広げる

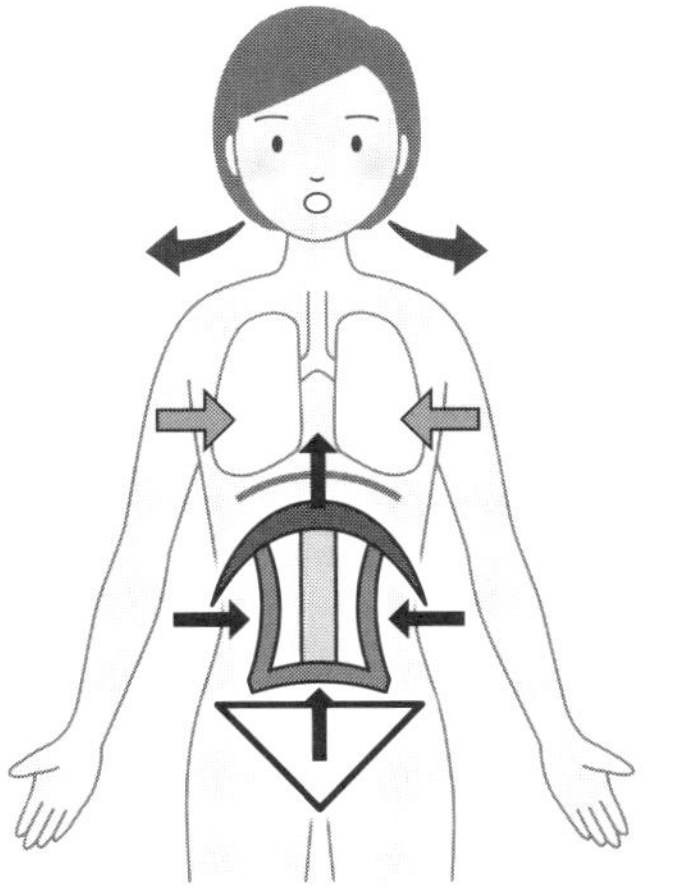

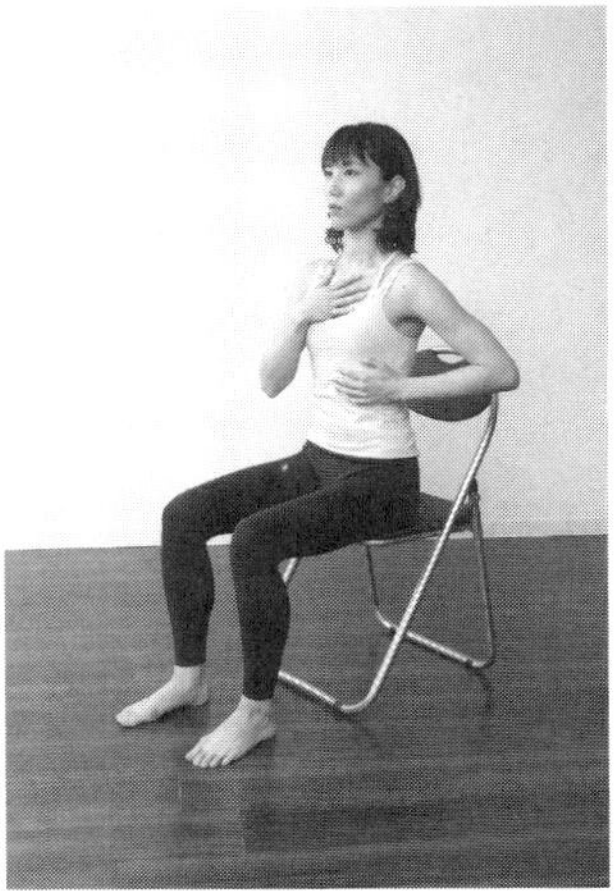

吐く――胸を縮める

（2）両手を胸にあてます
（3）お腹を引っこめて、お尻の穴を軽く締めます（軽く引き上げるイメージです）
（4）鼻から息を吸い、肋骨を広げます
（5）口から息を吐きます

左右12対ある肋骨は、上の6対は前へ、下の6対は横へ広がります。肋骨呼吸では、肋骨を立体的に広げましょう。

猫背姿勢が進むと、お腹呼吸も肋骨呼吸もうまくできなくなります。そうすると、息を吸う時に肩を上げて吸う動作が起こり、頸の筋肉が常にこわばり、肩こりや頭痛を引き起こします。

この姿勢だと呼吸も浅くなるし、息を吸うだけで肩こりになるのです。

日々の生活では肋骨呼吸が理想です。お腹呼吸は、吸った時にコアハウスが広がり、働いていない状態なので、身体が不安定になります。また、お腹呼吸は肋骨が広がらないため、肋骨や背骨が硬くなり、猫背姿勢になってしまいます。

花岡式呼吸法は、お腹呼吸で眠っているコアハウスを目覚めさせ、肋骨呼吸でコアハウスを使った状態で肋骨を広げる理想的な呼吸へ導いているのです。

この呼吸法を行う前に、まずは①の姿勢別ストレッチングを行って、縮んでいる筋肉をゆるめ、伸ばしてください。

そして、この呼吸法を行った後には③のトレーニングを行って、正しい筋肉の使い方と正しい姿勢をしっかりキープしてください。

第7章

姿勢力を強化する
花岡式3ステップメソッド
ストレッチング・呼吸法・トレーニング

第5章で解説した3タイプの不良姿勢では、それぞれどの筋肉が、どのような状態になっているのかご理解いただけたと思います。この章では各タイプ別のストレッチング、トレーニングをご紹介していきます。

まず①ストレッチングで縮んでしまった筋肉を伸ばします。次に前章で解説した②呼吸法を実践して、眠っているコアハウスを目覚めさせます。そして③トレーニングによって弱くなった筋肉を鍛えます。

①ストレッチング → ②呼吸法 → ③トレーニング

それぞれの姿勢タイプごとに、どこが縮んで、どこが弱くなっているか、ストレッチング、トレーニングを始める前にもう一度確認して、そこを意識して行うようにしましょう。

〈筋の状態〉

〈姿勢のタイプ〉

	短縮・緊張	眠っている	伸張・弱化
反り腰姿勢	・股関節前、もも前 ・腰	コアハウス（インナーマッスル）の弱化	・お腹 ・お尻、もも裏
猫背姿勢	・胸前 ・お腹 ・お尻、もも裏		・股関節前、もも前 ・腰 ・背中
左右歪み姿勢	・片側ウエスト		・逆側ウエスト

（1）反り腰姿勢を徹底改善

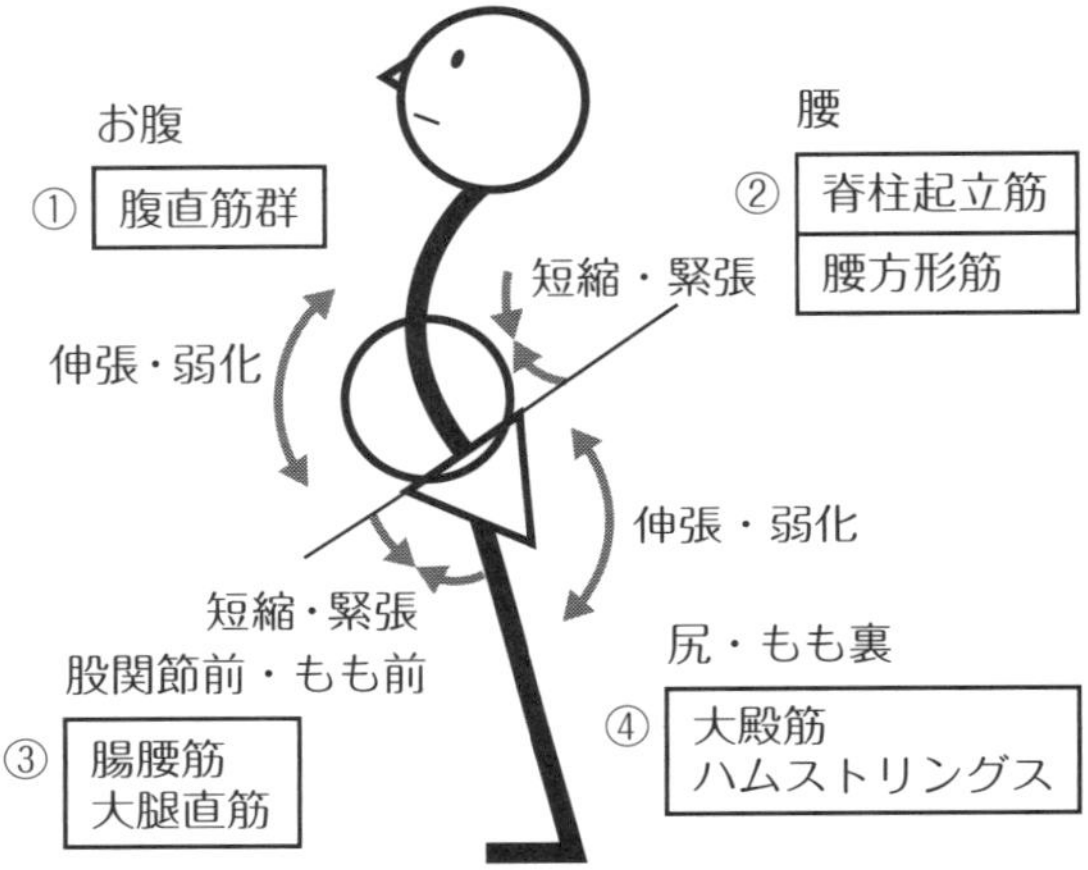

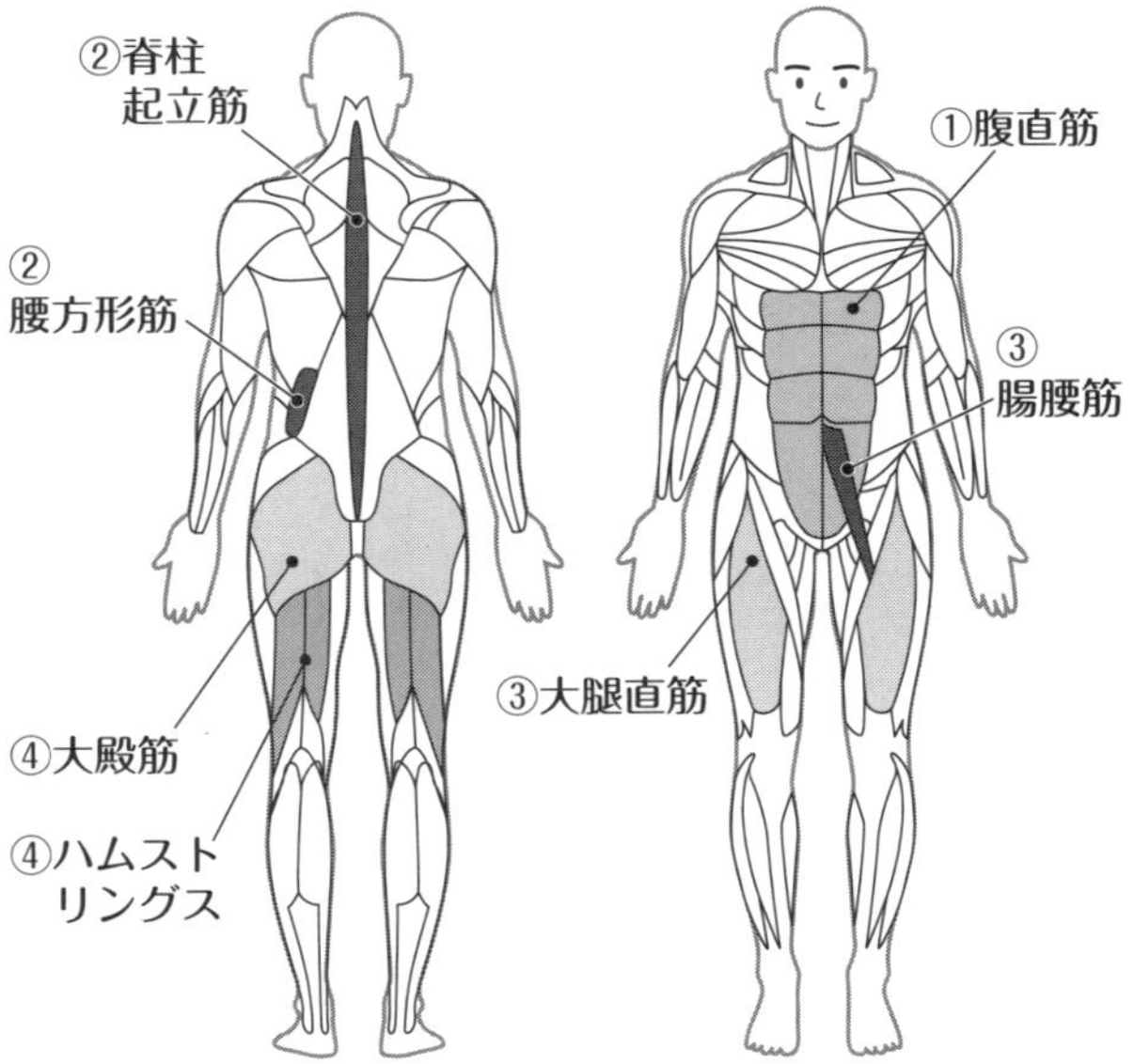

反り腰姿勢タイプとは

■反り腰姿勢の筋肉の状態

反り腰姿勢の人は、それぞれの筋肉が次のような状態です。

①腹直筋が伸張・弱化している
②脊柱起立筋・腰方形筋が短縮・緊張している
③腸腰筋・大腿直筋が短縮・緊張している
④大殿筋・ハムストリングスが伸張・弱化している

★ストレッチング………腸腰筋、大腿直筋、脊柱起立筋、腰方形筋
★トレーニング………腹直筋、大殿筋、ハムストリングス

❶反り腰姿勢のためのストレッチング

ここでは、反り腰姿勢の人がおこなうストレッチングをご紹介していきます。

（基本は肋骨呼吸）

■腸腰筋のストレッチング

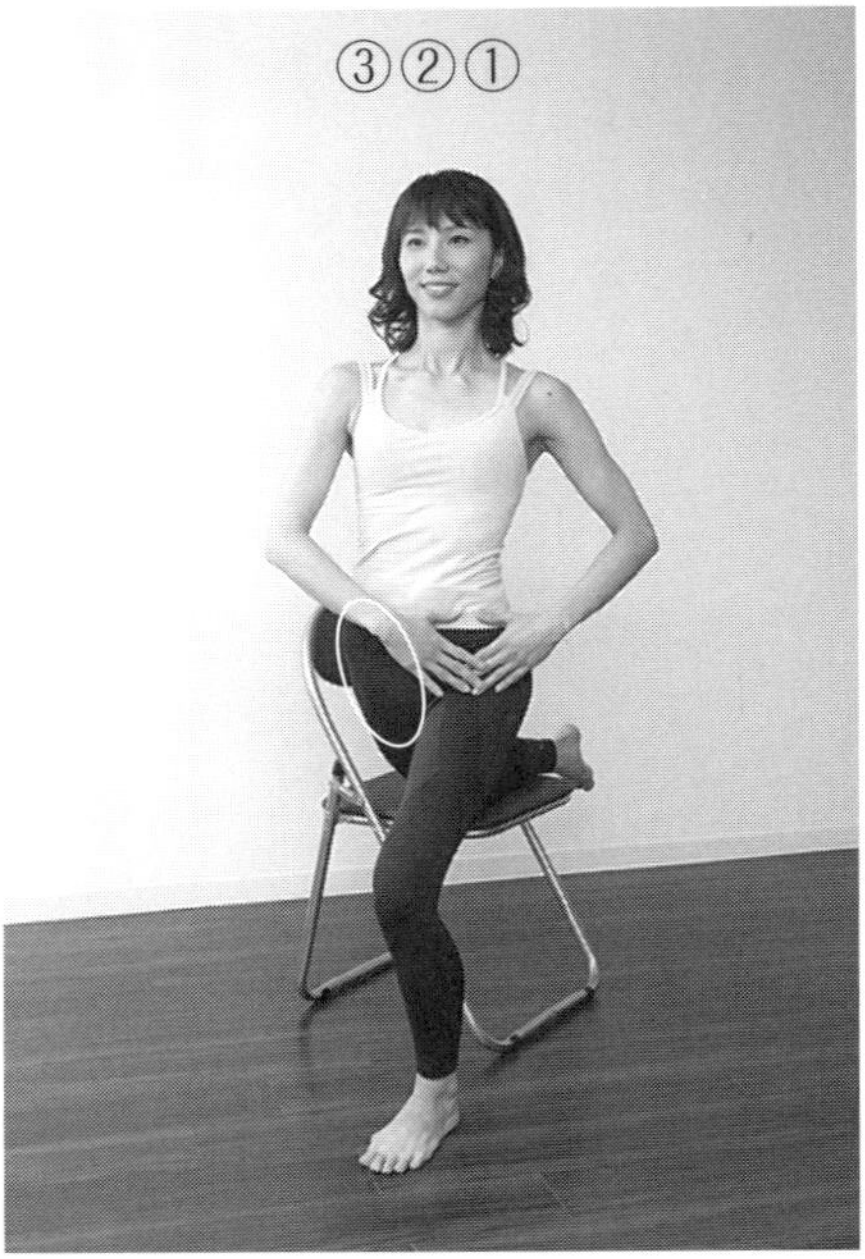

股関節の前にある腸腰筋のストレッチングです。

①イスを一脚用意します。

②ストレッチングしたい側の足を膝から脛にかけて椅子の座面にのせます。

③お腹を引っ込めて、骨盤を起こしたまま前へ押し出し、椅子にのせていない膝を曲げ

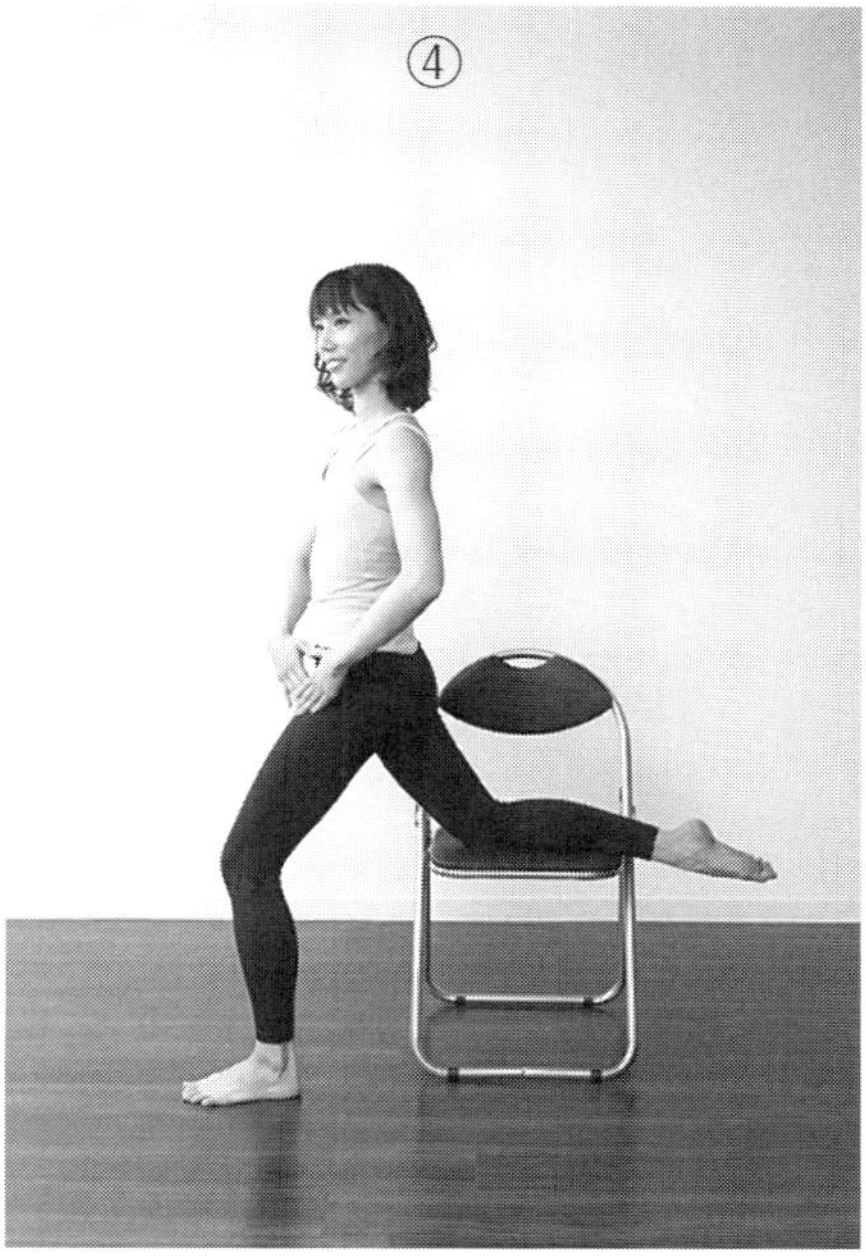

ていきます。

④のせている足の股関節の前の筋肉が伸びているのを感じたら、15~30秒間そのままでストレッチングしていきます。

このとき、腰が反ってしまわないように注意しましょう。

■脊柱起立筋・腰方形筋（背中〜腰）のストレッチング

背中から腰にかけての、背筋のストレッチングです。

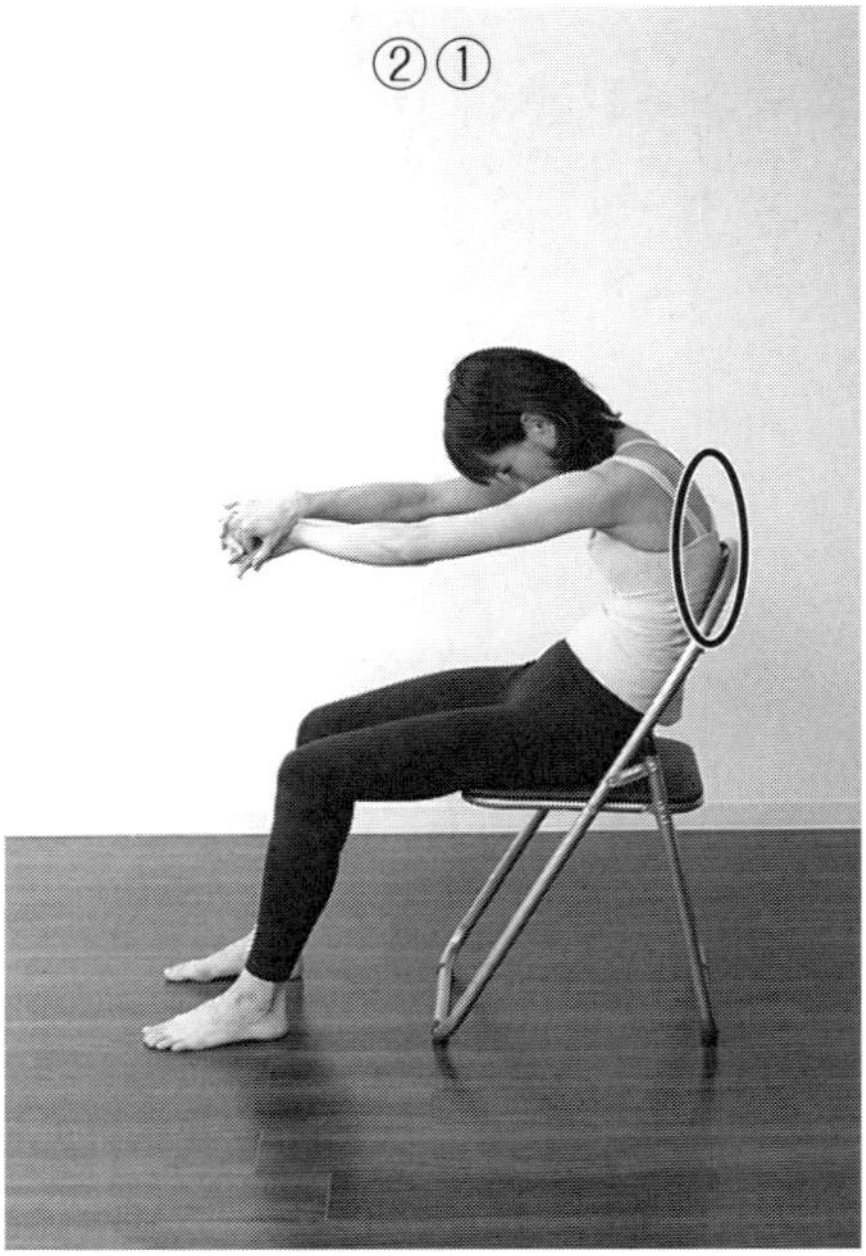

①椅子に浅めに腰かけ、両膝は90度くらいに曲げた状態にします。

②姿勢を起こした状態から両手を前で組み、息を吸って吐きながら、おへそを見るようにして背中を丸めていきます。

③

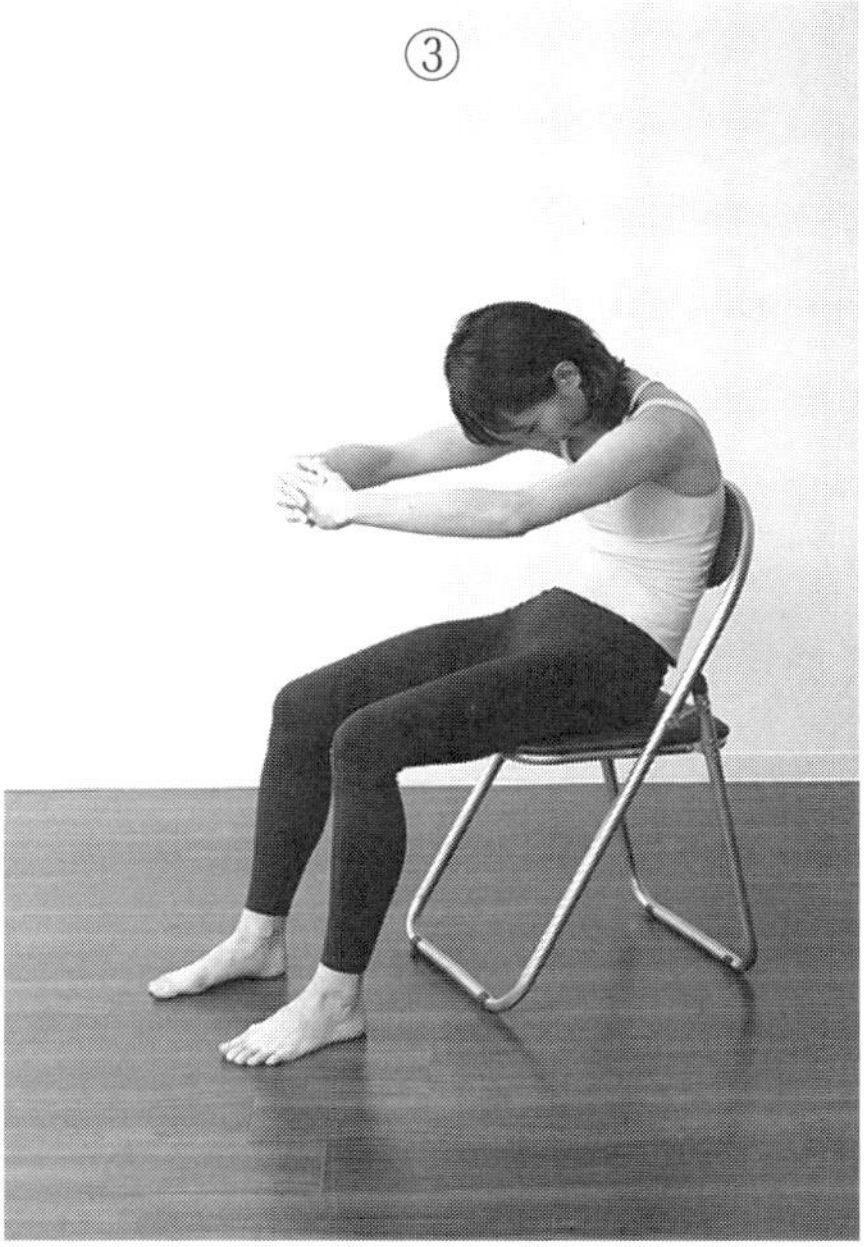

③両手を前に伸ばし、背中から腰を伸ばすことを意識して15～30秒間行います。

■大腿直筋（もも前）のストレッチング

股関節の前から膝にかけての大腿直筋（ももの前）のストレッチングです。

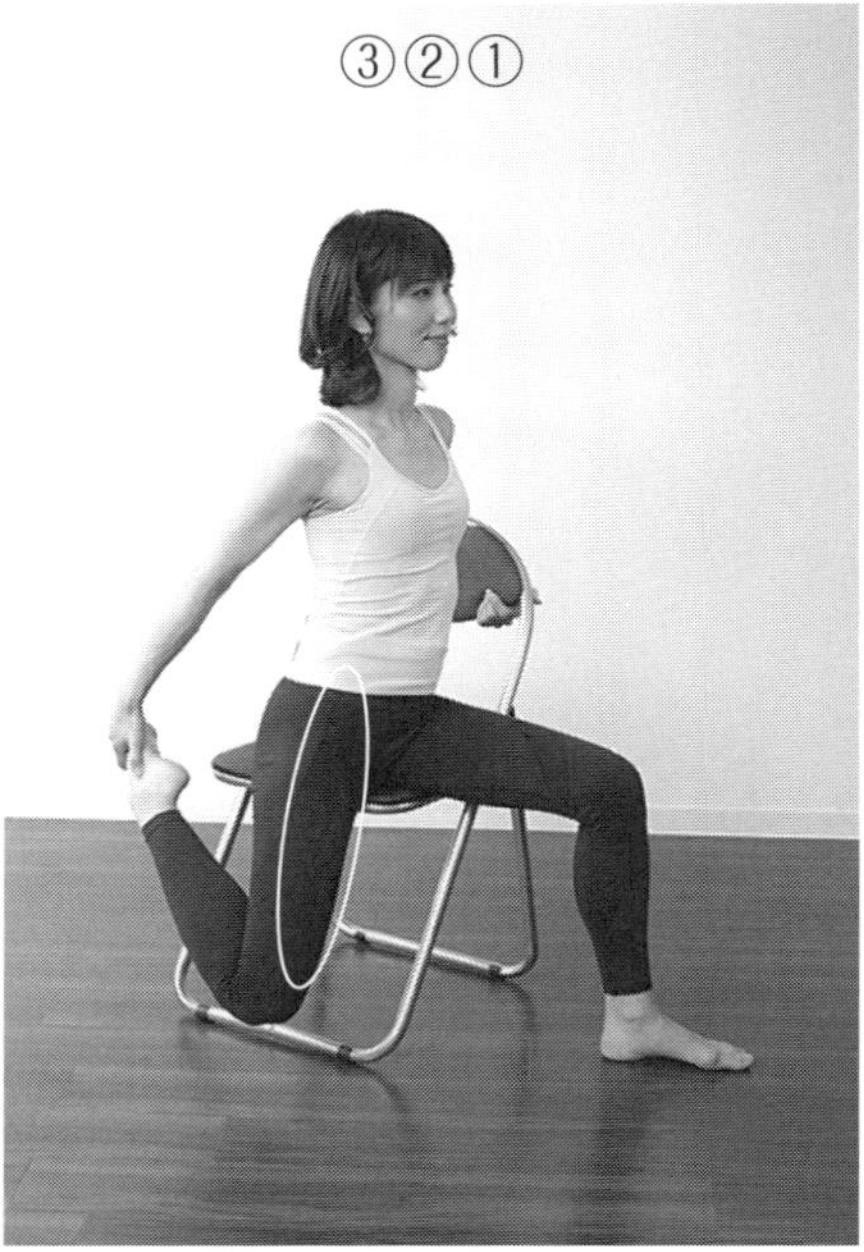

①椅子に対して体を横にした状態で座ります。

②バランスを取りやすいよう、ストレッチングするほうとは反対の手で椅子の背もたれを持ちます。

③ストレッチングするほうの足を持ち、膝を曲げていきます。この時、腰が反ってしまわないようにお腹を引っ込めておきましょう。

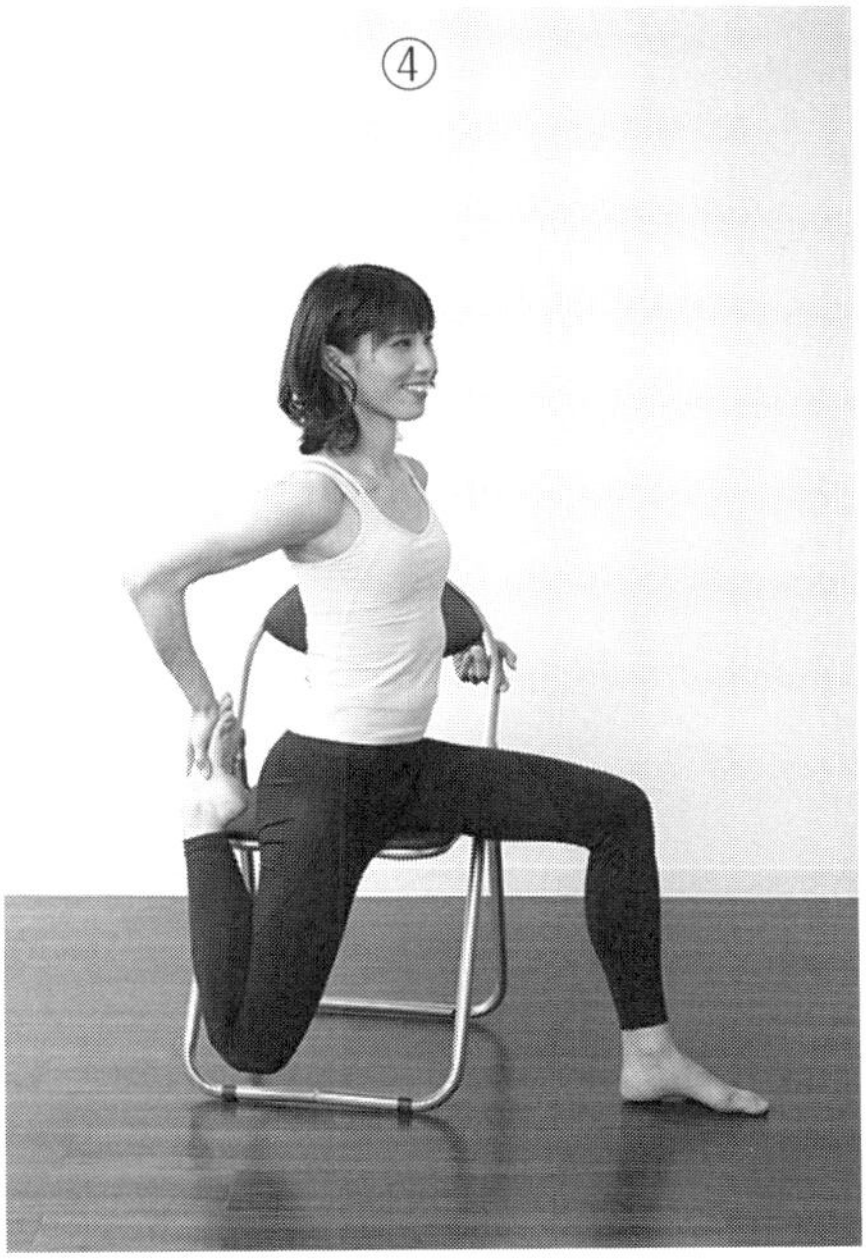

④太もも前の筋肉が伸びているのを意識して、15～30秒間行いましょう。膝に痛みがある方は無理をしないこと。バランスが悪い方は注意しましょう。

お腹呼吸法

〈お腹呼吸〉息を吸う時にお腹をふくらませ、
吐く時にお腹をへこませる。

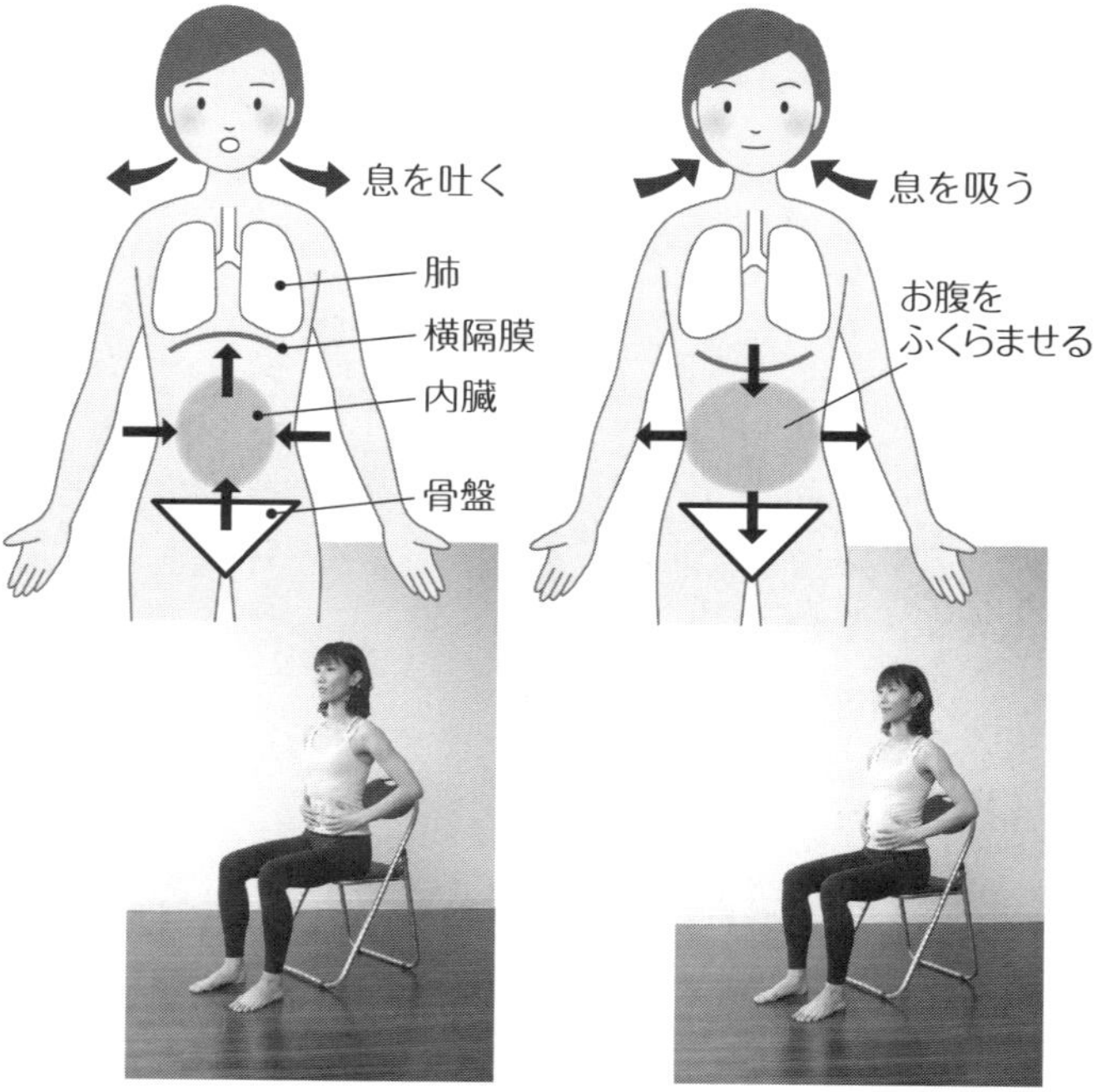

吐く　　　　吸う

●お腹呼吸

（1）椅子に座って、骨盤を起こします
（2）両手をお腹にあてます
（3）鼻から息を吸ってお腹をふくらませます
（4）口から吐きながらお腹をへこませ、お尻の穴を
　　ゆっくり頭の方に引き上げます

❷反り腰姿勢のための呼吸法

肋骨呼吸法

〈肋骨呼吸〉 息を吸う時に胸をふくらませる。お腹は吸う時も吐く時も引っ込めた状態。

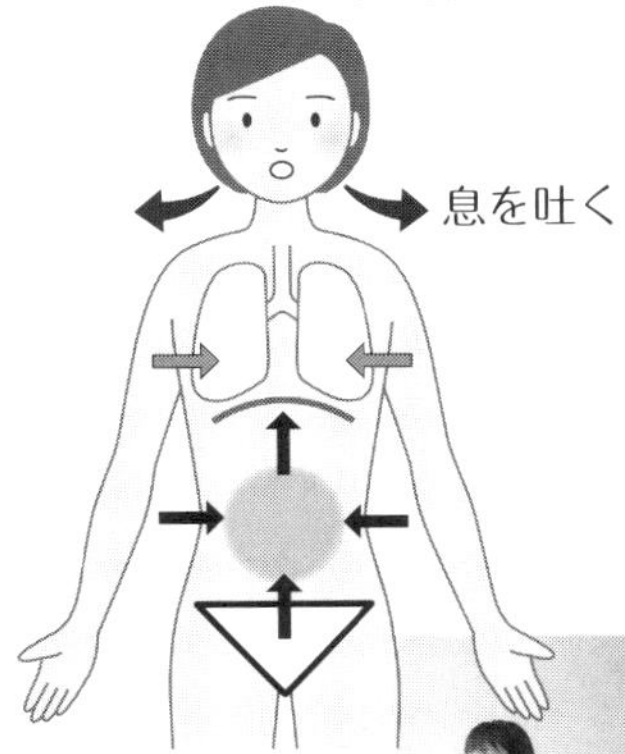

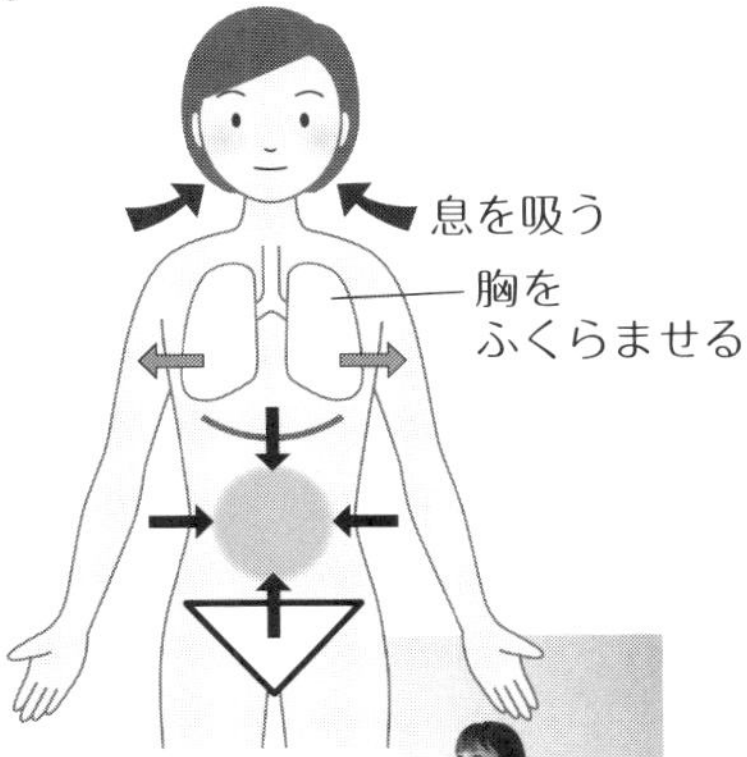

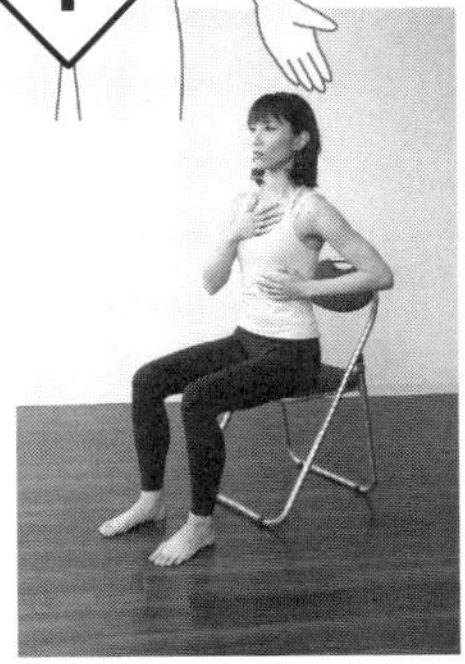

吐く

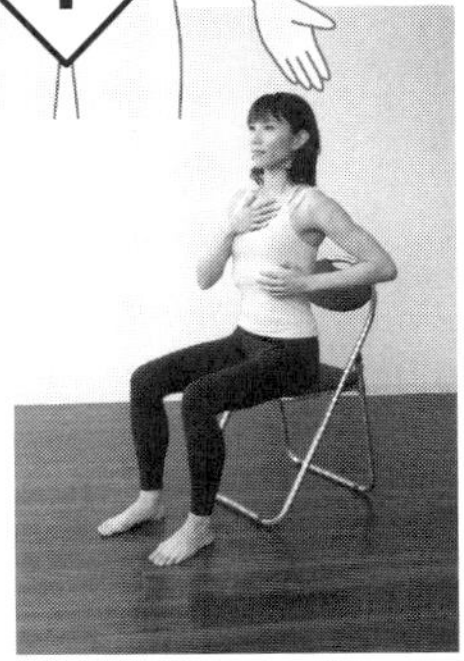

吸う

●肋骨呼吸

(1) 椅子に座って、骨盤を起こします
(2) 右手を胸の前（上の肋骨)、左手を肋骨横（下の肋骨）にあてます
(3) お腹呼吸の吐ききった状態（お腹を引っこめてお尻の穴を頭の方に引き上げる)
(4) 鼻から息を吸い、肋骨を広げます
(5) 口から息を吐き、肋骨をしぼっていきます

※この時にお腹は引っ込めたまま、お尻の穴は締めたままキープ

❸反り腰姿勢のためのトレーニング

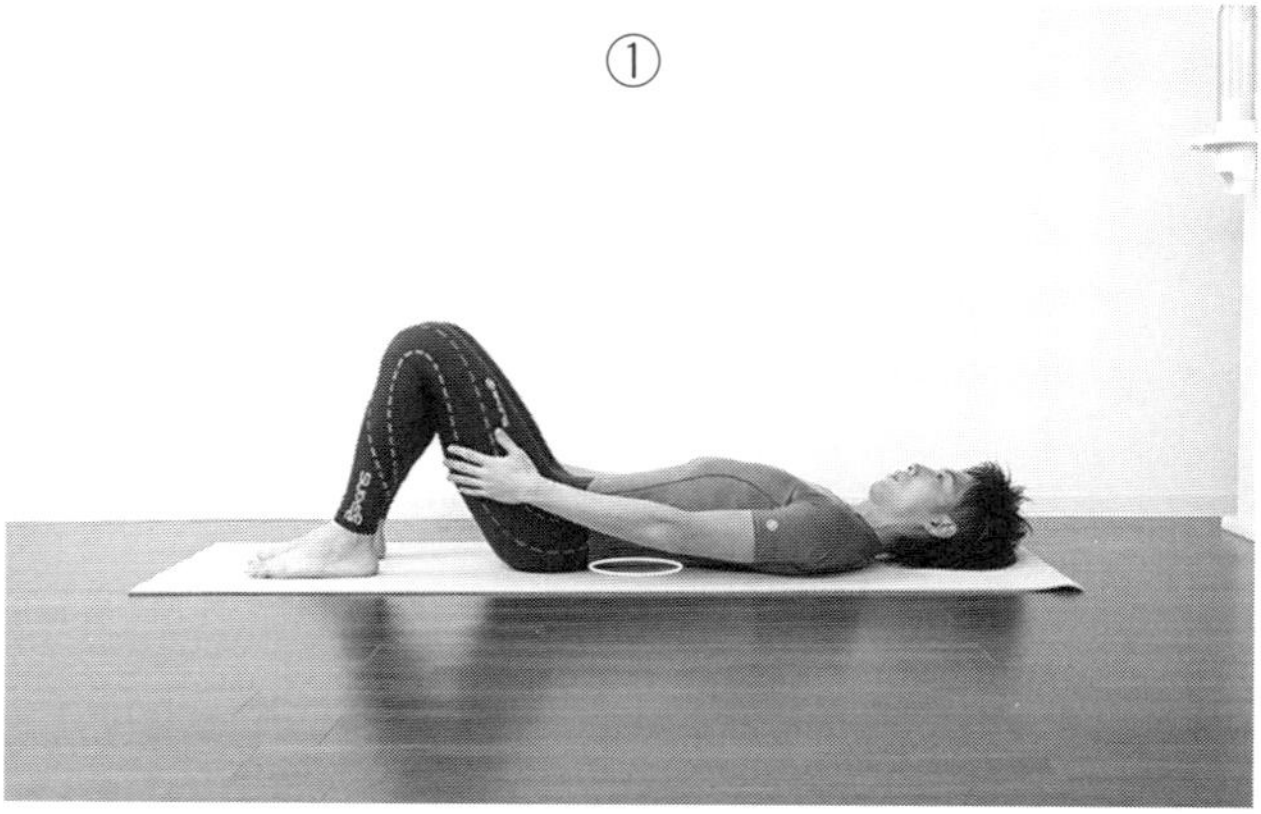

ここでは、反り腰姿勢の人が行うトレーニングをご紹介していきます。

（基本は肋骨呼吸）

■腹直筋（お腹）のトレーニング

お腹の前の、いわゆる腹筋のトレーニングです。

①仰向けに寝た状態で両膝を三角形に立てます。骨盤から頭までが一直線上になるように意識します。両手は太ももの外側においておきます。上の写真のように、腰の下に手の平一個分の空間があいている状態（これをニュ

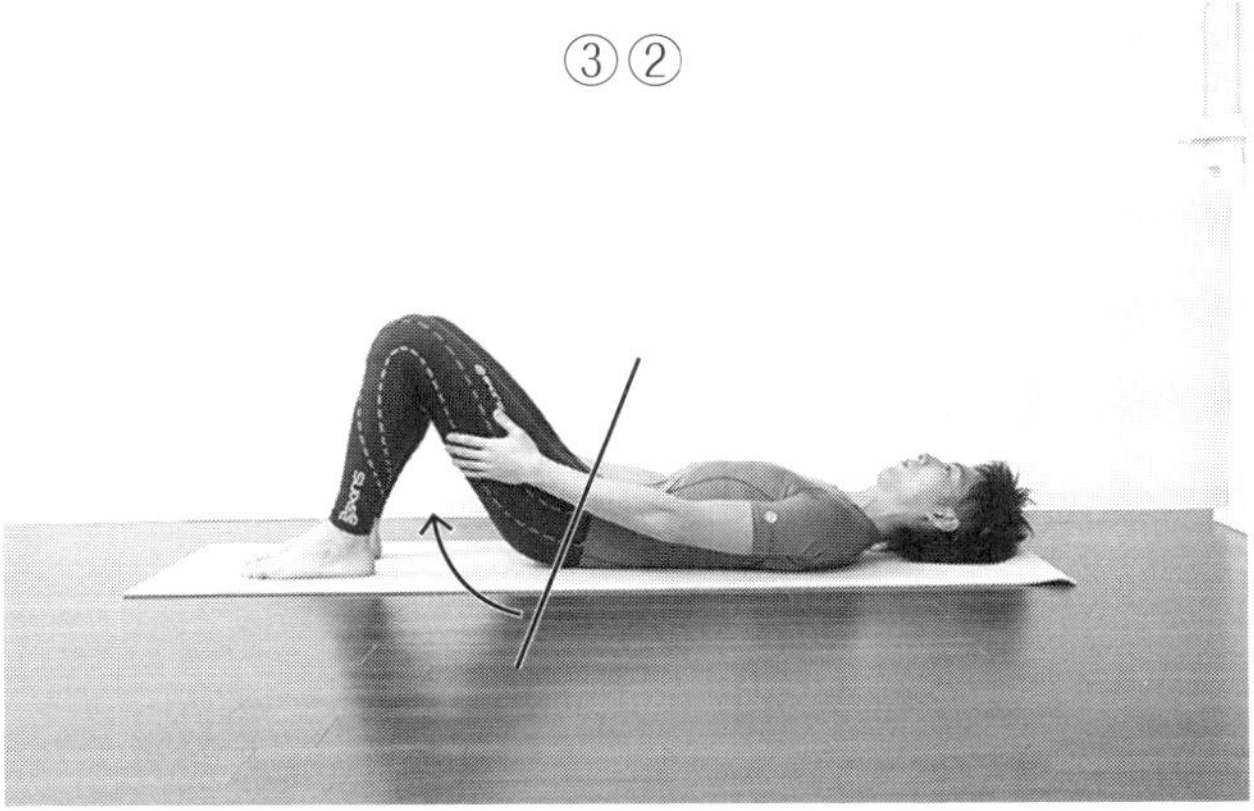

ートラルの位置といいます）です。

②鼻から息を吸って、胸を広げます。

③口から細く長く息を吐きながらお腹を引っ込め、腰の下の空間がなくなるように骨盤をゆっくりと傾けていきます。

④

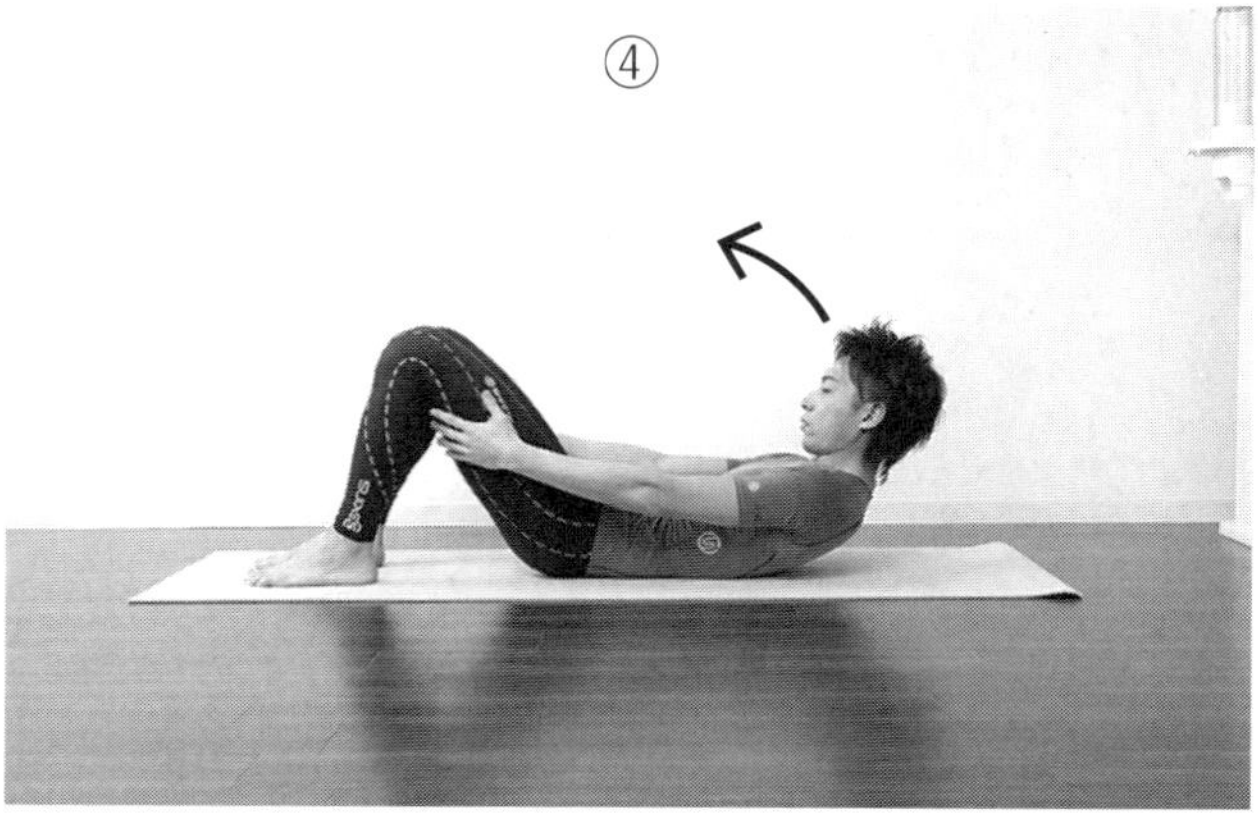

④上半身を持ち上げて、そこで5秒間から10秒間キープします。

そしてゆっくりと戻します。

これを3回～5回繰り返しましょう。

肩が上がってしまわないように注意しながら、お腹をできるだけ引っこめて、腰の下の空間がなくなってから上半身を起こすようにしましょう。

■腹直筋（お腹）のトレーニング・応用編

両手を太ももの外側においた状態に慣れたら、両手を胸の前においてやってみましょう。

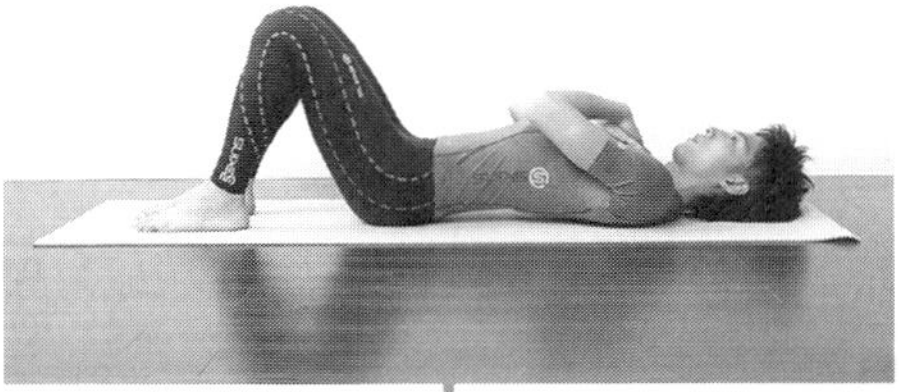

仰向けに寝て両膝を三角形に立てる。両手を胸の前におく。

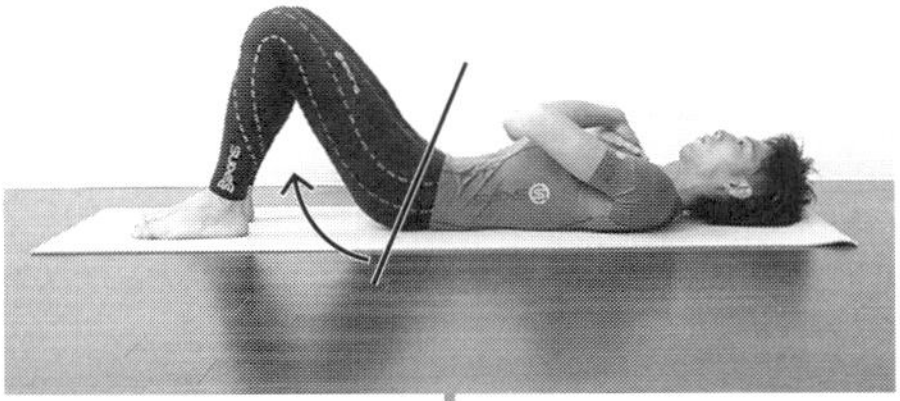

そのままの姿勢で息を吸って胸を広げる。

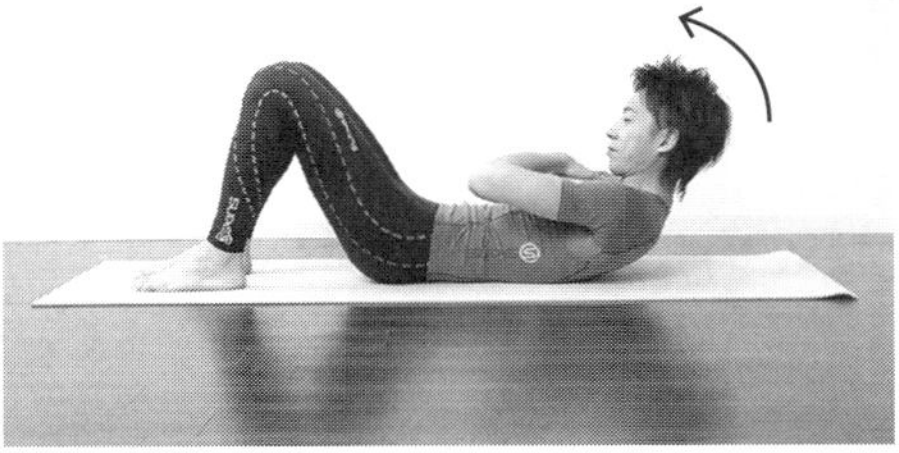

息を吐きながらお腹を引っこめ、腰の下の空間をなくして上半身を持ち上げ、５秒間～10秒間キープする。そしてゆっくり戻す。それを３回～５回繰り返す。

■大殿筋・ハムストリングス（太もも裏）のトレーニング

①

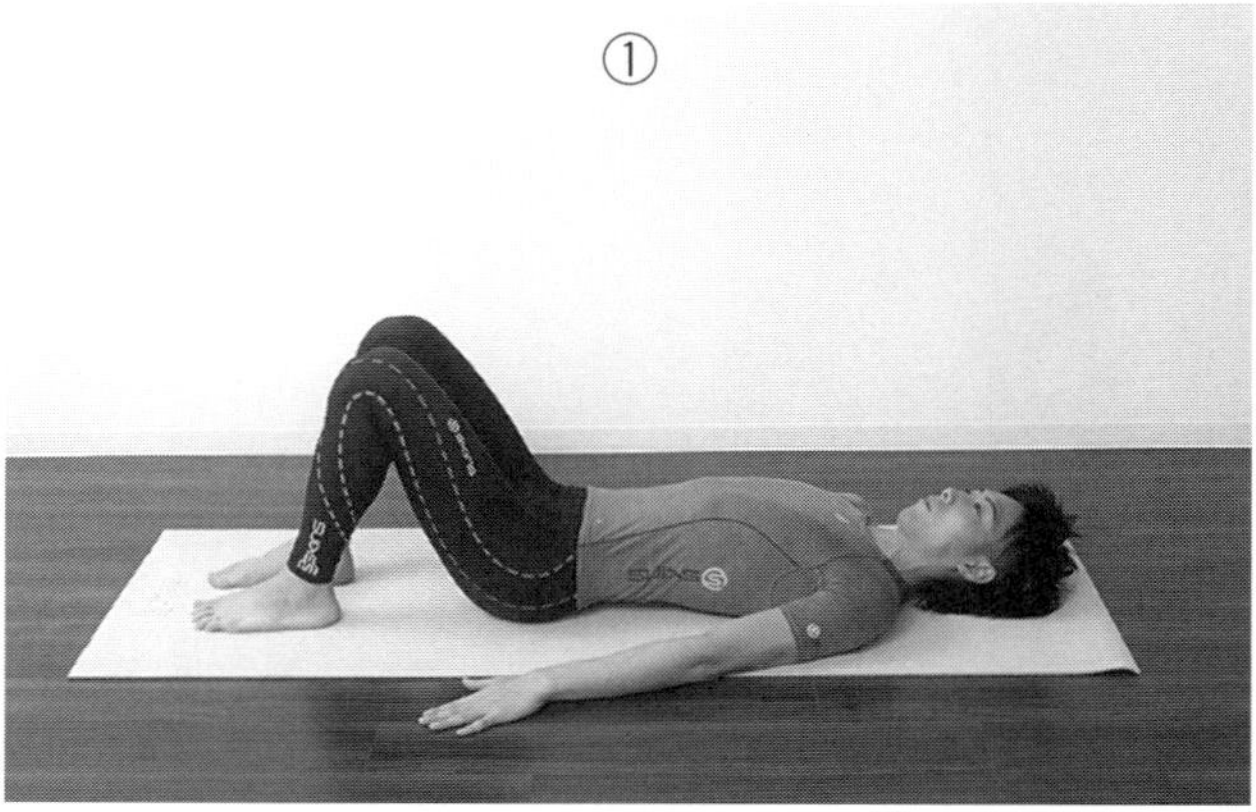

①仰向けに寝て、両膝を三角形に立て、骨盤がニュートラルの位置（腰の下に手のひらが入る程度の空間をつくる）になるようにします。

両手は30度ほど開いた状態で体の横におきます。

②

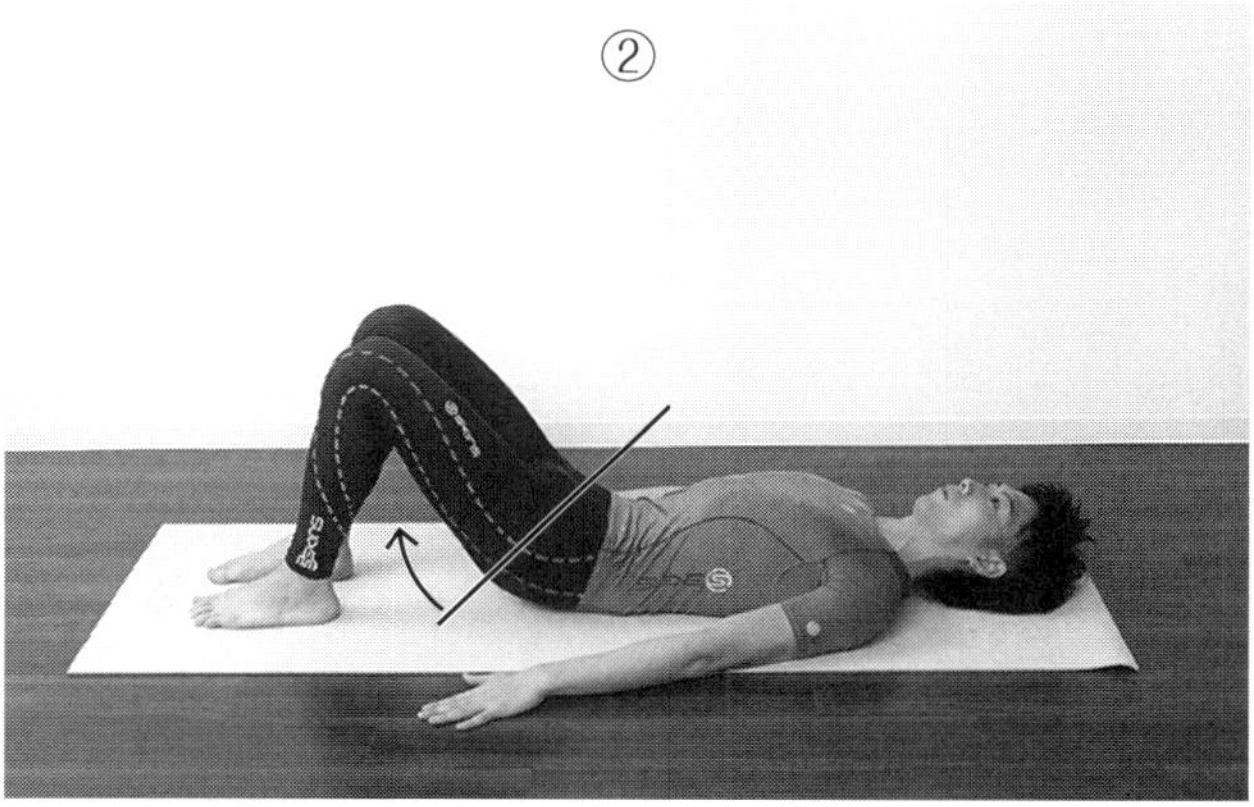

②ゆっくりと息を吸って胸を広げ、お腹を引っこめて、腰の下の空間がなくなるようにします。

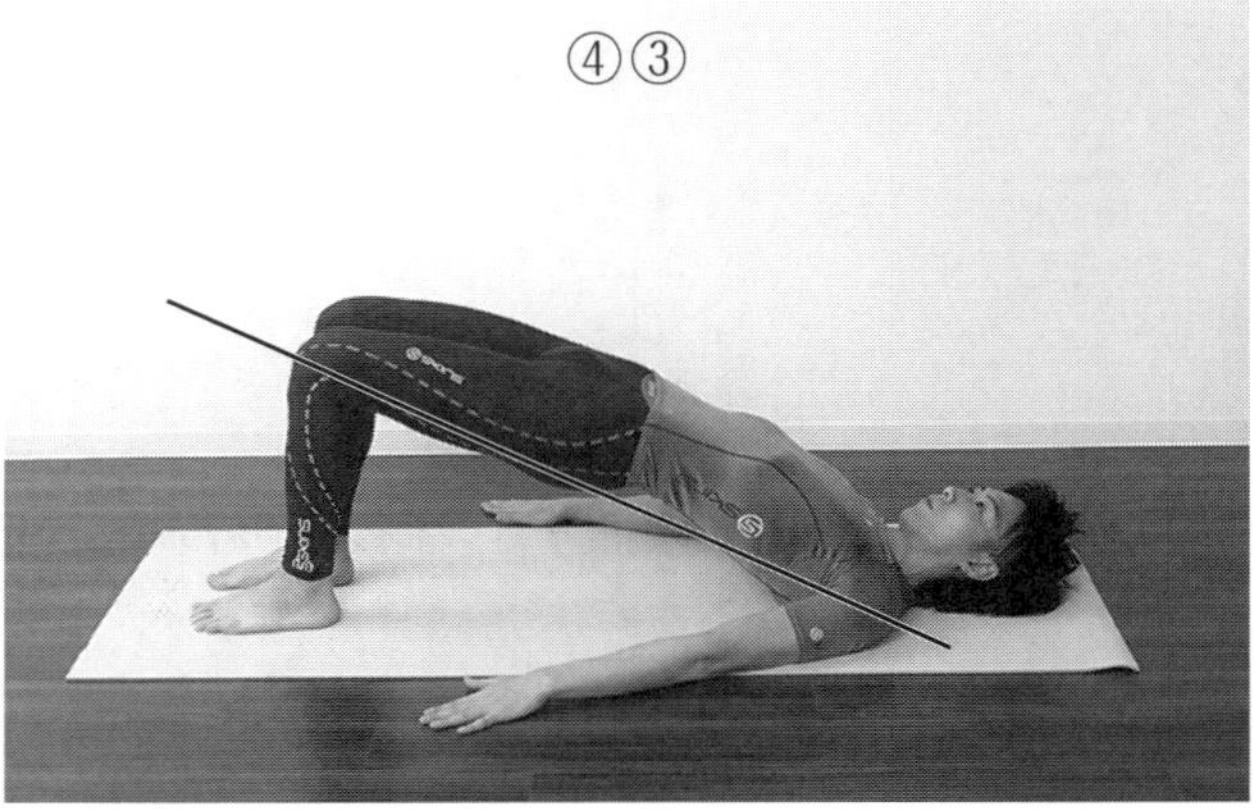

③ゆっくりとお尻を持ち上げて、骨盤から背骨がひとつずつ床から離れていくように意識しながら、肩、股関節、膝が一直線上になるところまで持ち上げます。腰が反らないようにお腹とお尻は締めておきましょう。

④その状態で5秒間～10秒間キープし、ゆっくりと息を吸って吐きながら、首に近い背骨からひとつずつ床に下ろしていき、真っ直ぐな状態に戻します。

これを3回繰り返します。

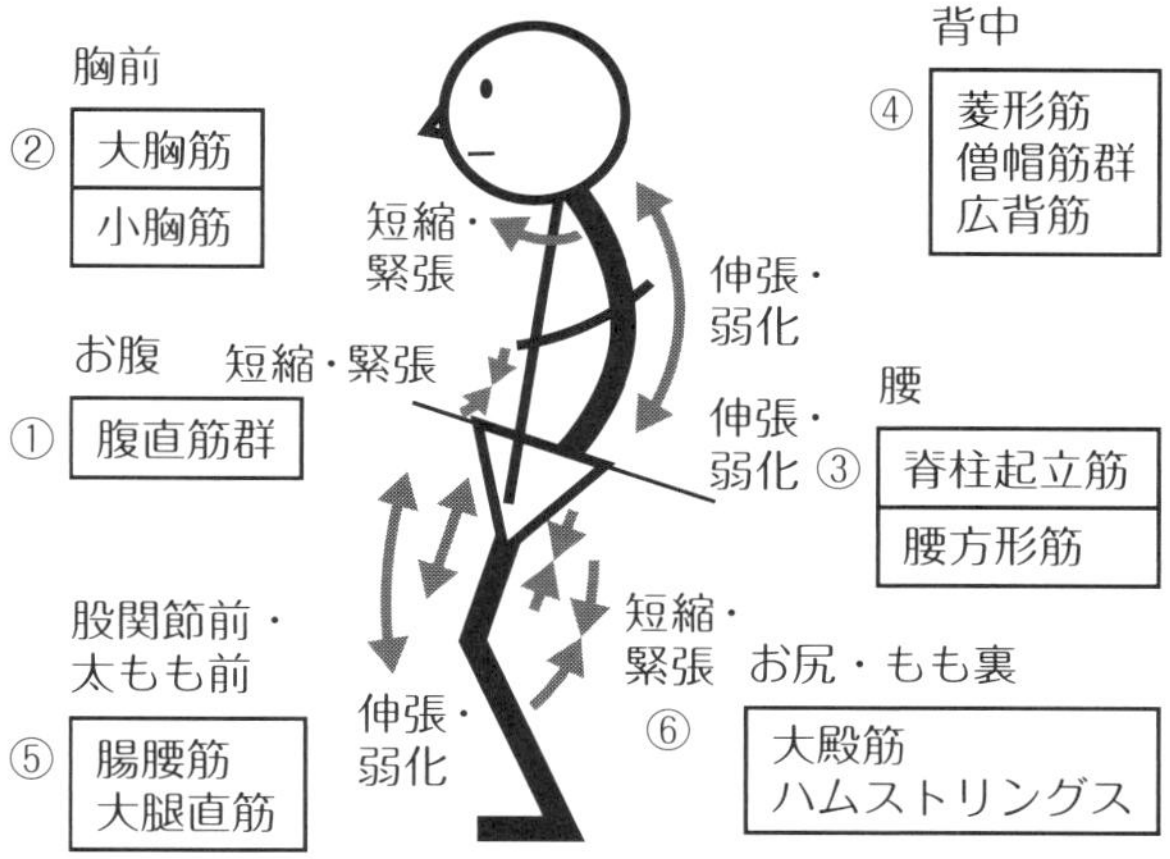
胸前
②
大胸筋
小胸筋
お腹
①
腹直筋群
股関節前・
太もも前
⑤
腸腰筋
大腿直筋
短縮・
緊張
短縮・緊張
伸張・
弱化
背中
④
菱形筋
僧帽筋群
広背筋
伸張・
弱化
伸張・
弱化
腰
③
脊柱起立筋
腰方形筋
短縮・
緊張
お尻・もも裏
⑥
大殿筋
ハムストリングス

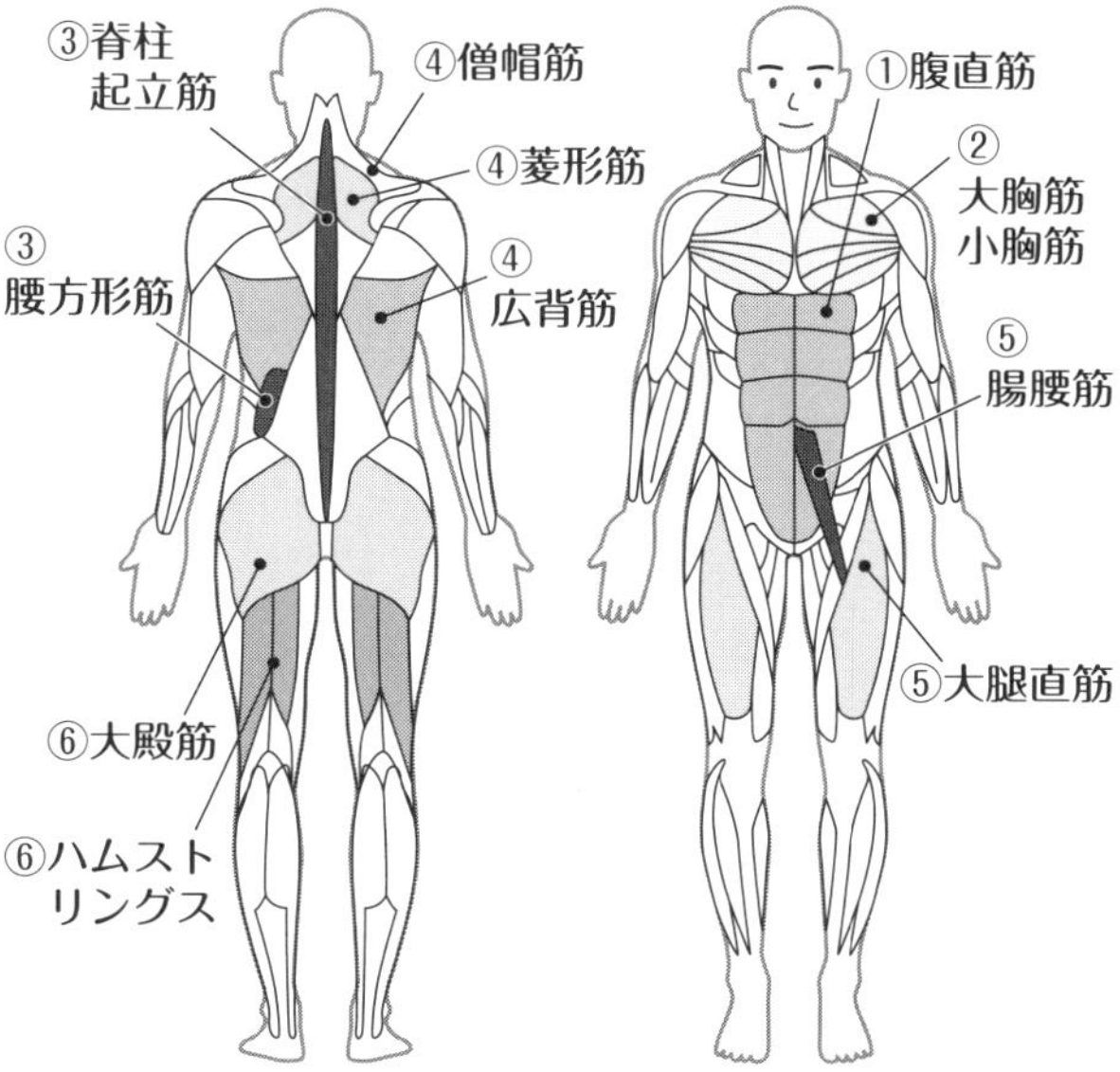
③脊柱
起立筋
④僧帽筋
④菱形筋
③
腰方形筋
④
広背筋
⑥大殿筋
⑥ハムスト
リングス
①腹直筋
②
大胸筋
小胸筋
⑤
腸腰筋
⑤大腿直筋

猫背姿勢タイプとは

■猫背姿勢の筋肉の状態

猫背姿勢の人は、それぞれの筋肉が次のような状態になっています。

①腹直筋が短縮・緊張している
②大胸筋・小胸筋が短縮・緊張している
③脊柱起立筋・腰方形筋が伸張・弱化している
④菱形筋群・僧帽筋・広背筋が伸張・弱化している
⑤腸腰筋・大腿直筋が伸張・弱化している
⑥大殿筋・ハムストリングスが短縮・緊張している

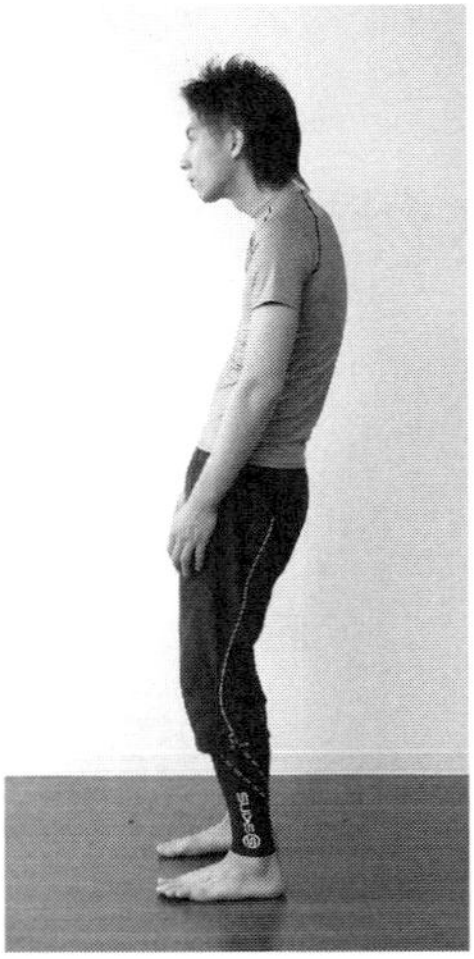

①猫背姿勢のためのストレッチング

ここでは、猫背姿勢の人が行うストレッチングをご紹介していきます。
（基本は肋骨呼吸）

■腹直筋（お腹）・胸椎（背骨）のストレッチング

お腹をストレッチングし、胸椎（背骨）の丸みを改善するストレッチングです。

①椅子に腰かけ、背もたれに背骨があたるようにします。背もたれには、わきの下あたりがあたるようにしましょう。

②胸を広げるようにゆっくりと息を吸いながら、背もたれにもたれかかり、胸を開いていきます。

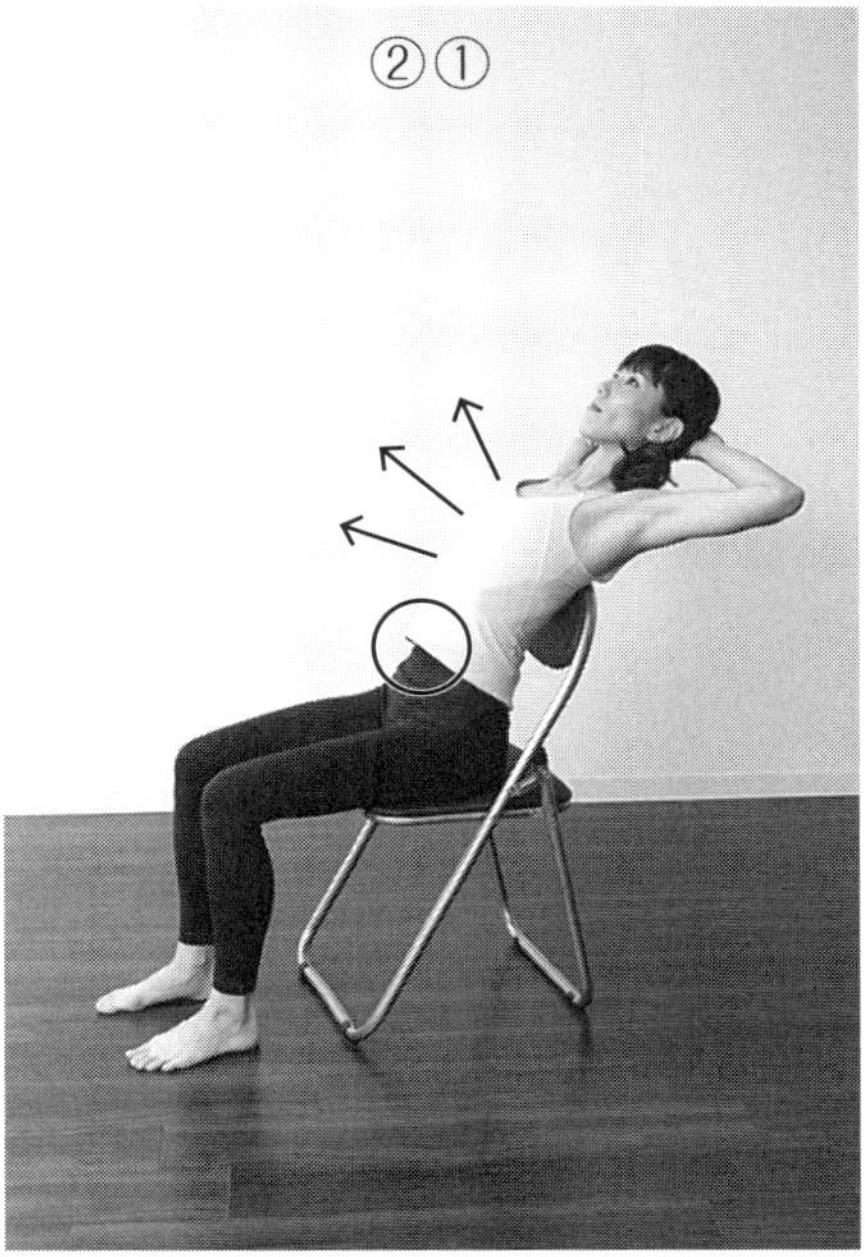

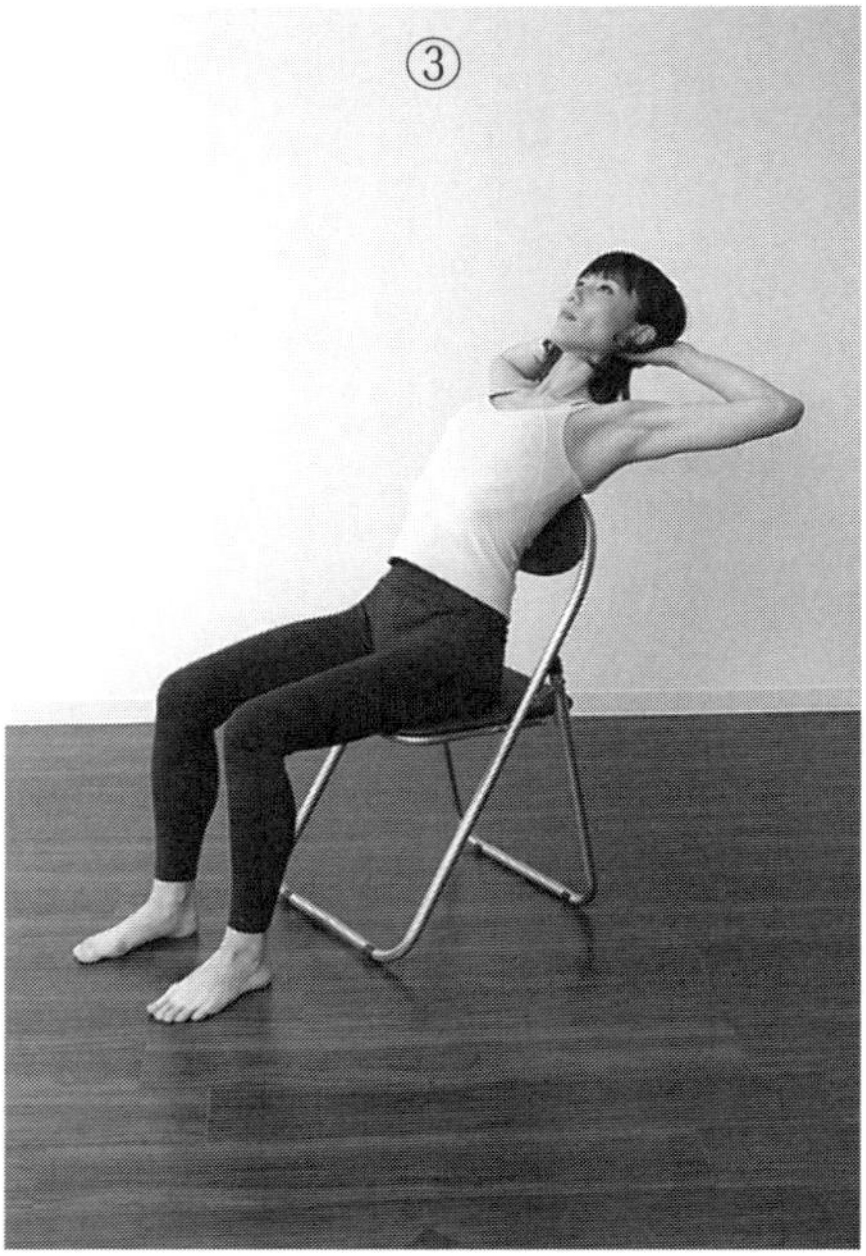

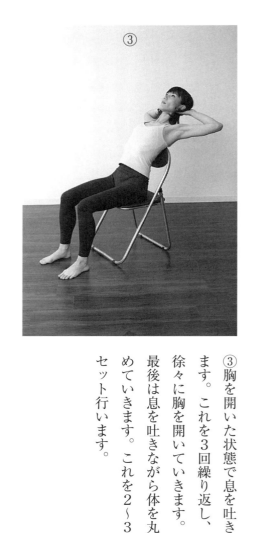

③胸を開いた状態で息を吐きます。これを3回繰り返し、徐々に胸を開いていきます。最後は息を吐きながら体を丸めていきます。これを2～3セット行います。

■大胸筋・小胸筋（胸）のストレッチング

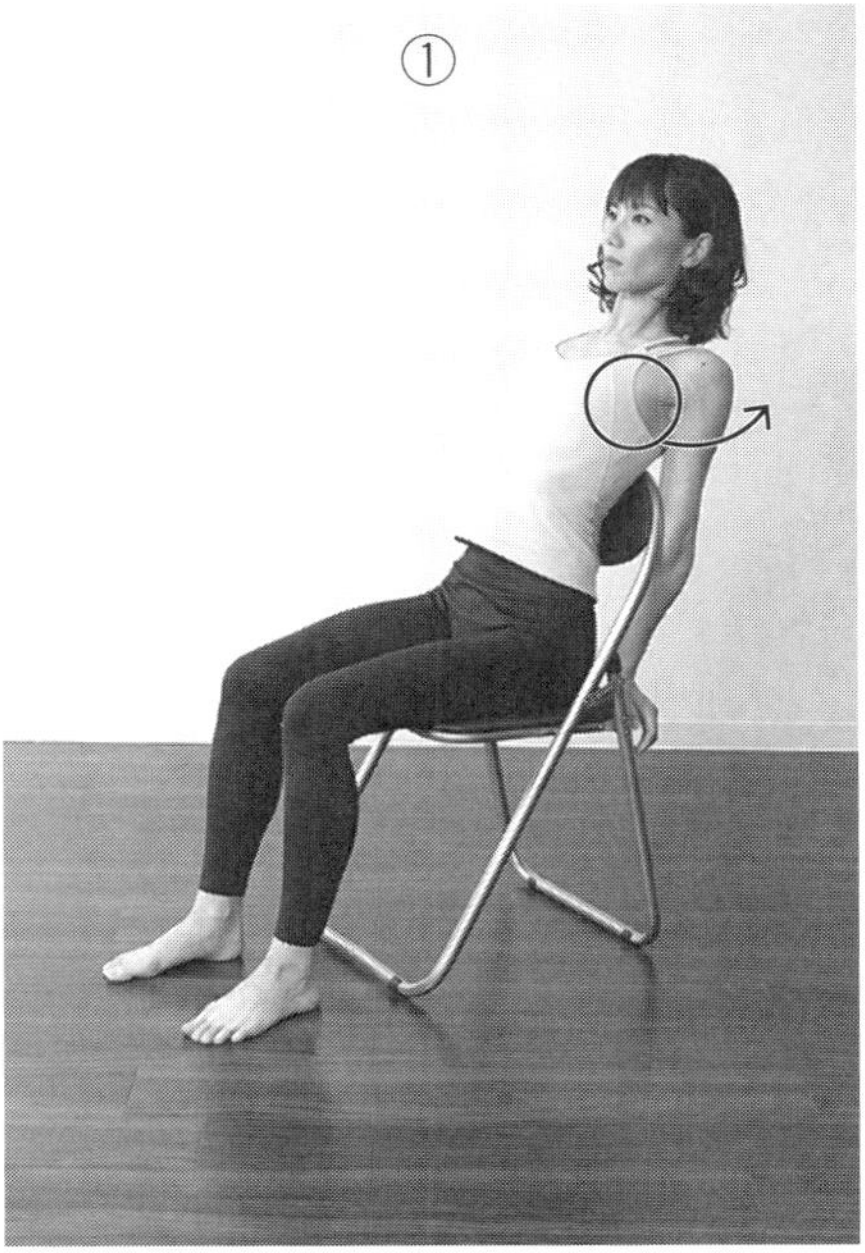
①

①椅子に座り、両手で椅子の後ろを持ちます。もし持つ場所がなければ、後ろで手を組みましょう。

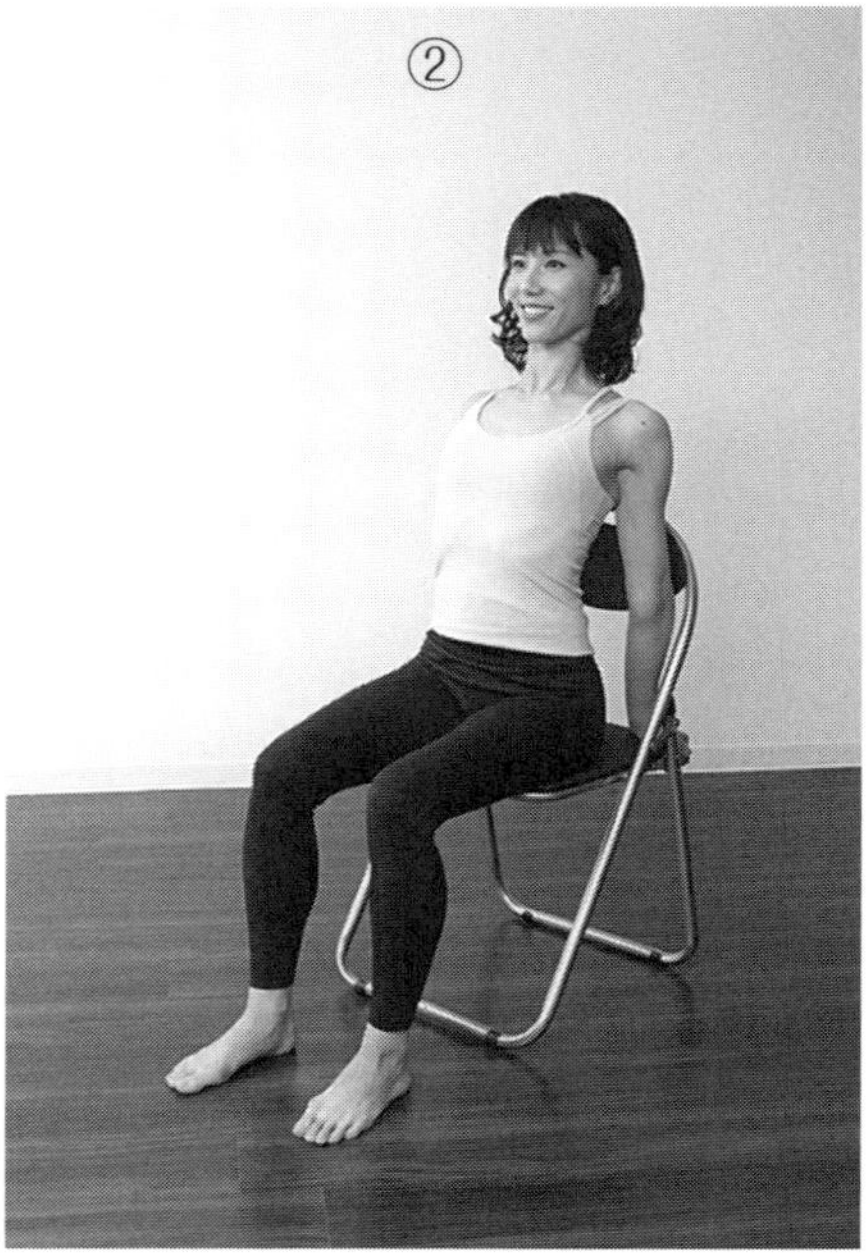

②肩甲骨を寄せて、胸を開くようにします。
この状態で15～30秒間キープします。

■大殿筋・ハムストリングス（尻からもも裏）のストレッチング

①椅子に浅く座り、片方の膝は90度にして、もう一方の足の膝を伸ばします。

②伸ばした足の指先を自分のほうに向けるようにします。

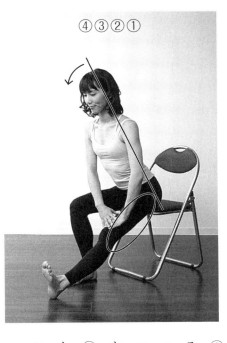

③頭からお尻が一直線上になるように、背中に物差しが入っているようなイメージでゆっくり体を前に倒していきます。

④伸ばしているほうの足の太ももの裏が伸びてきたら、そこで15～30秒間キープします。

お腹呼吸法

〈お腹呼吸〉息を吸う時にお腹をふくらませ、
吐く時にお腹をへこませる。

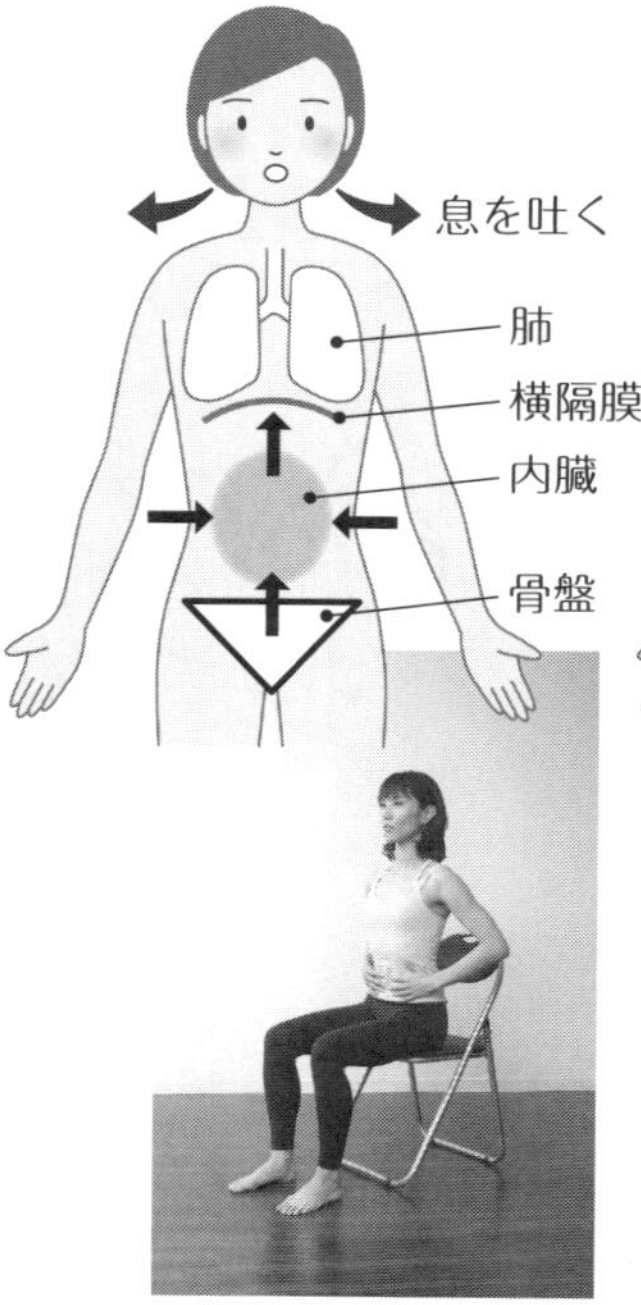

吐く

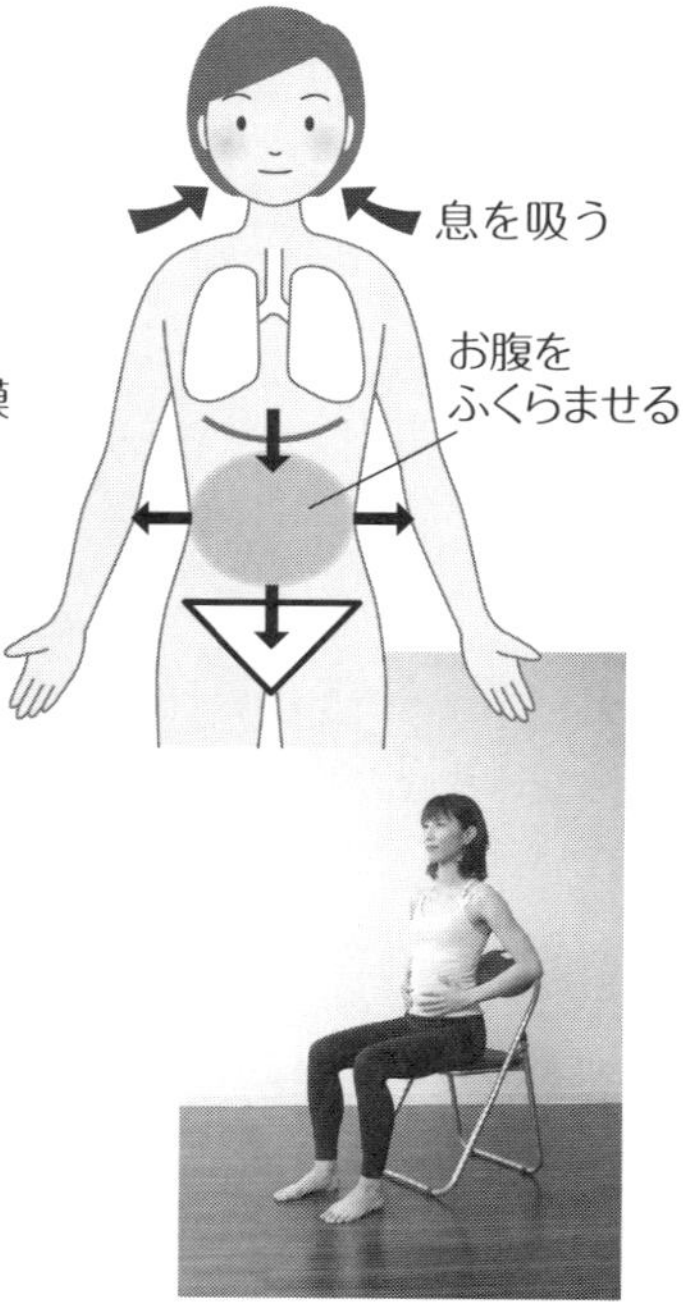

吸う

●お腹呼吸

（1）椅子に座って、骨盤を起こします
（2）両手をお腹にあてます
（3）鼻から息を吸ってお腹をふくらませます
（4）口から吐きながらお腹をへこませ、お尻の穴を
ゆっくり頭の方に引き上げます

❷猫背姿勢のための呼吸法

肋骨呼吸法

〈肋骨呼吸〉息を吸う時に胸をふくらませる。お腹は吸う時も吐く時も引っこめた状態。

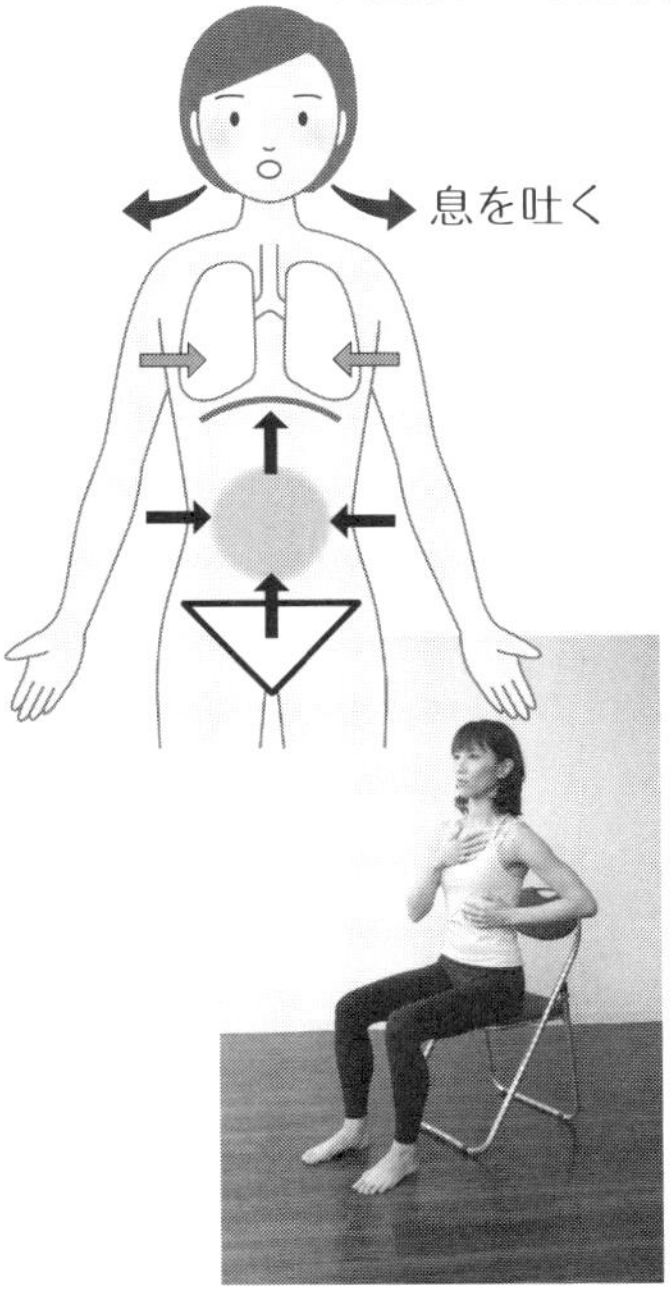

吐く

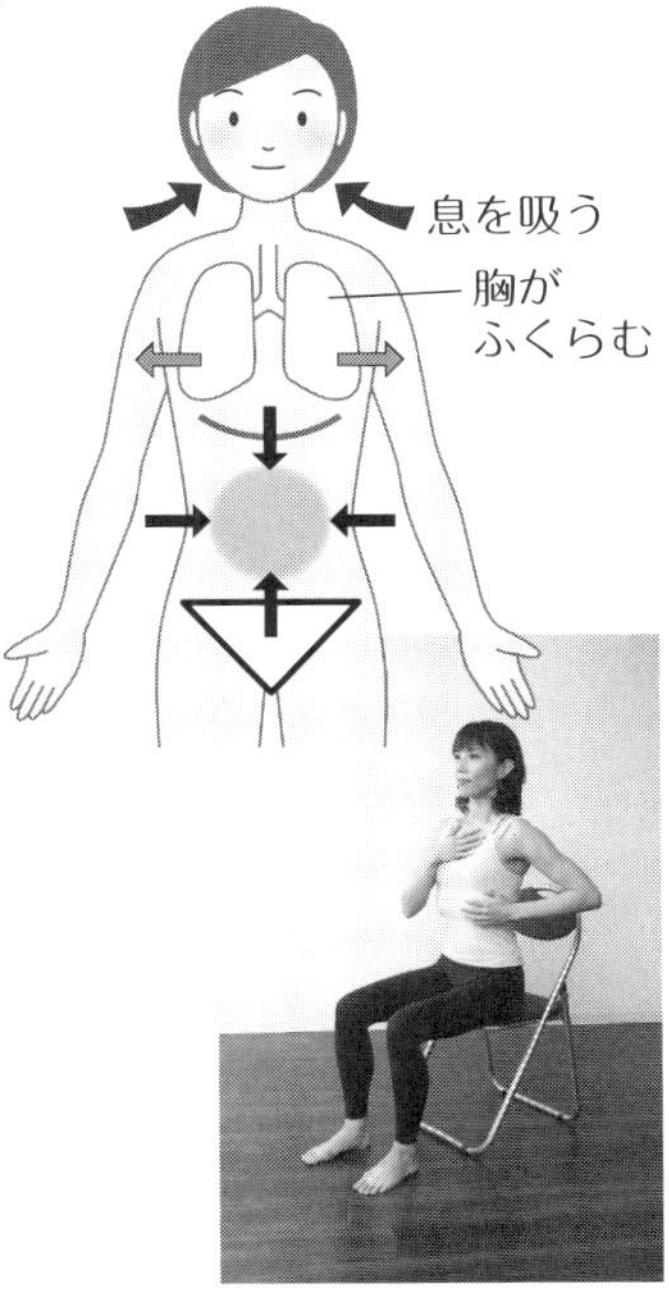

吸う

●肋骨呼吸

(1) 椅子に座って、骨盤を起こします
(2) 右手を胸の前（上の肋骨)、左手を肋骨横（下の肋骨）にあてます
(3) お腹呼吸の吐ききった状態（お腹を引っ込めてお尻の穴を頭の方に引き上げる)
(4) 鼻から息を吸い、肋骨を広げます
(5) 口から息を吐き、肋骨をしぼっていきます

※この時にお腹は引っ込めたまま、お尻の穴は締めたままキープ

❸猫背姿勢のためのトレーニング

ここでは、猫背姿勢の人が行うトレーニングをご紹介していきます。
（基本は肋骨呼吸）

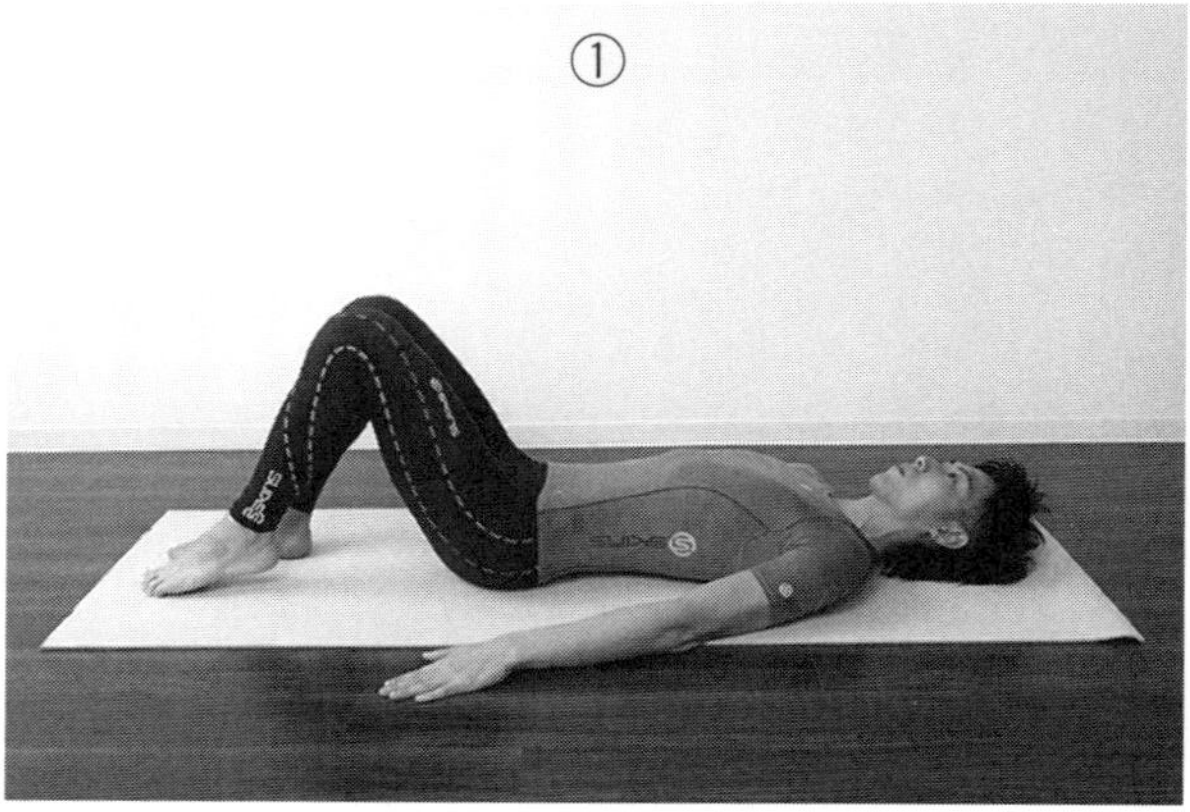

■腸腰筋・大腿直筋（股関節前〜もも前）のトレーニング

猫背姿勢になると、腸腰筋が使いにくくなってくるので、このトレーニングが重要となります。

①仰向けに寝て、両手を体側から30度ほど開いて床におきます。骨盤はニュートラル、腰の下に手のひらが入る程度の空間をつくり、両膝を三角形に立てておきます。

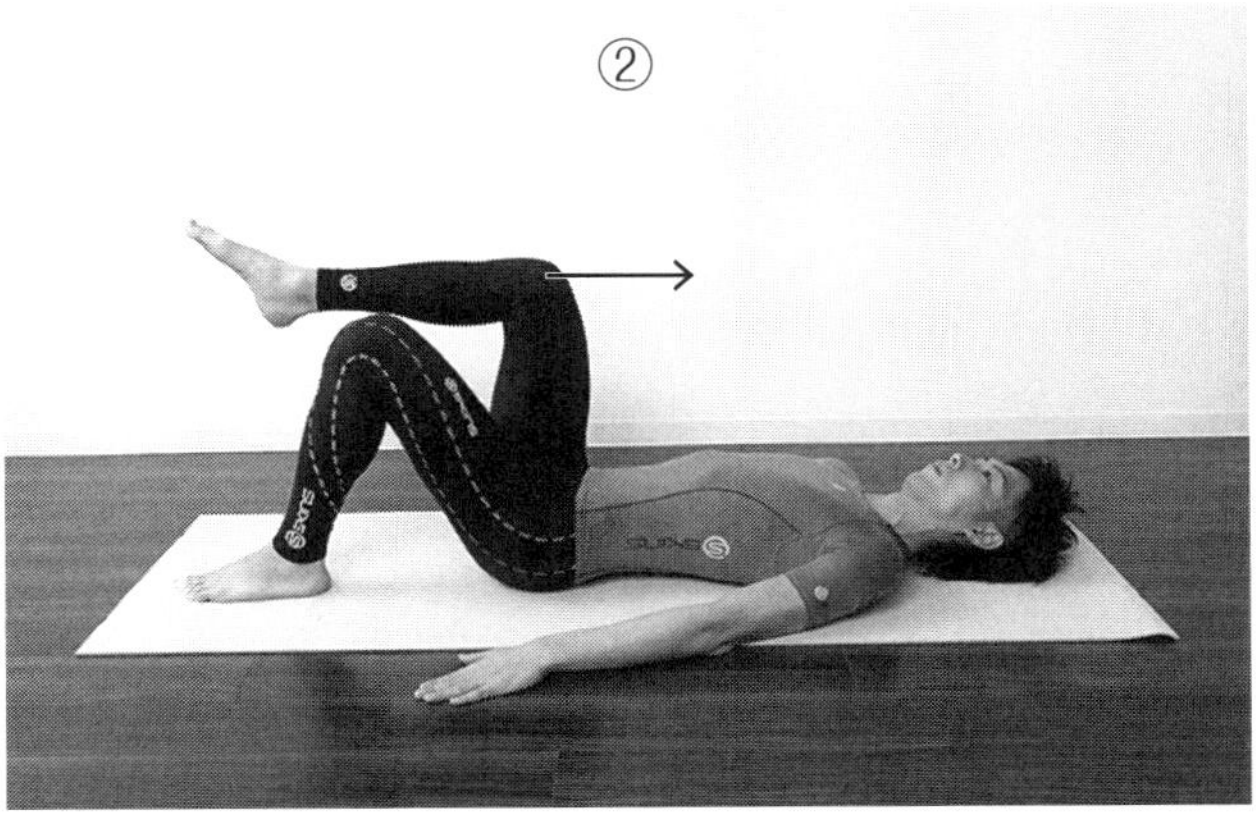

②お腹を引っこめて、片方の足を膝関節90度の位置まで息を吸いながら（肋骨呼吸）上げます。

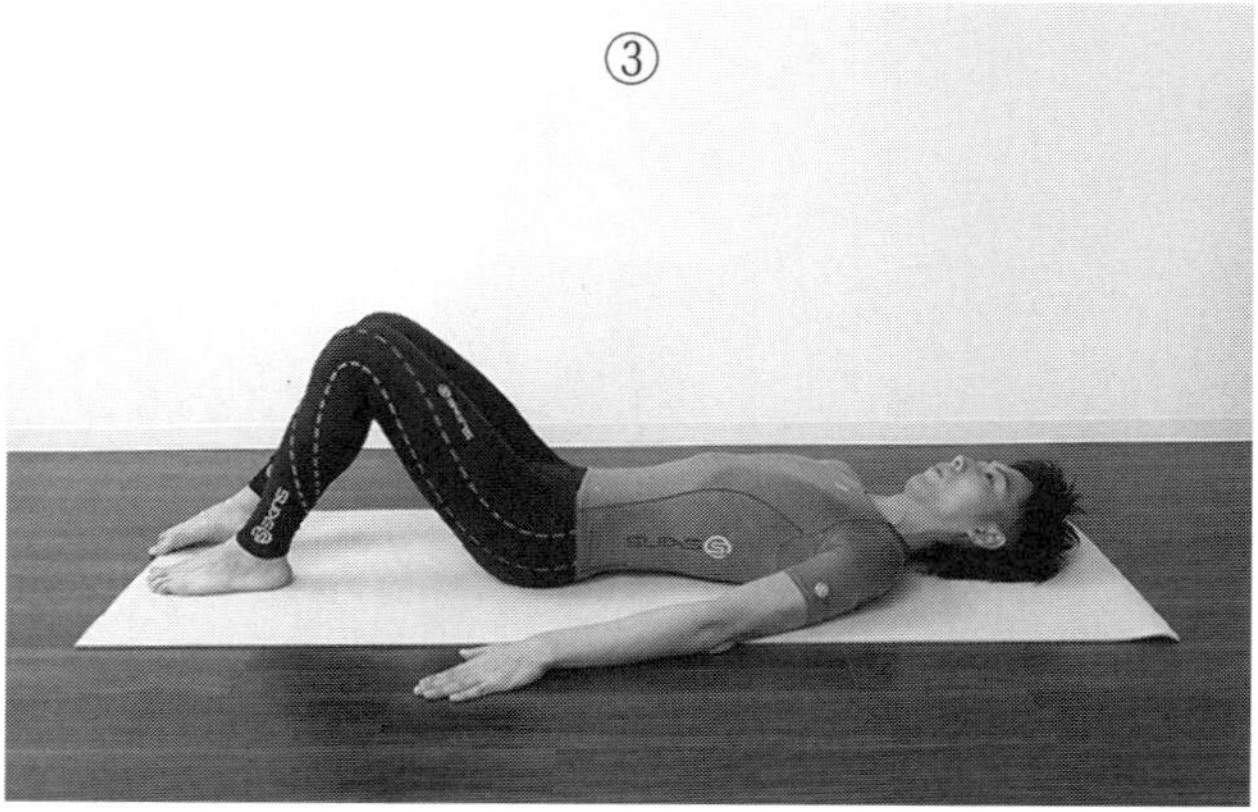

③息を吐きながら、足を下ろし、指先で床をタッチします。これを10回繰り返します。股関節だけを動かし、お腹を引っこめ、骨盤が動かないように注意しましょう。

★骨盤が動いていないかチェックする方法として、上げていない側の膝にペットボトルをのせて、それが落ちないようにしながらやってみましょう。

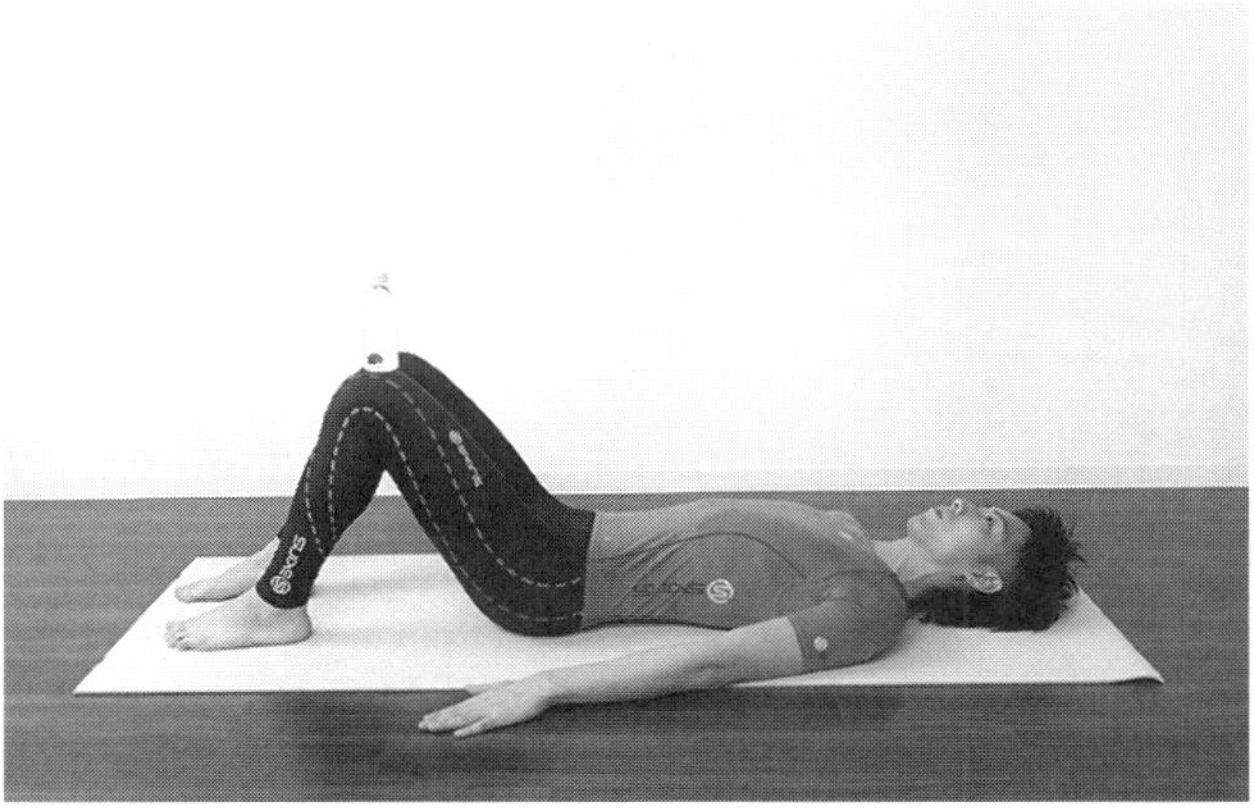

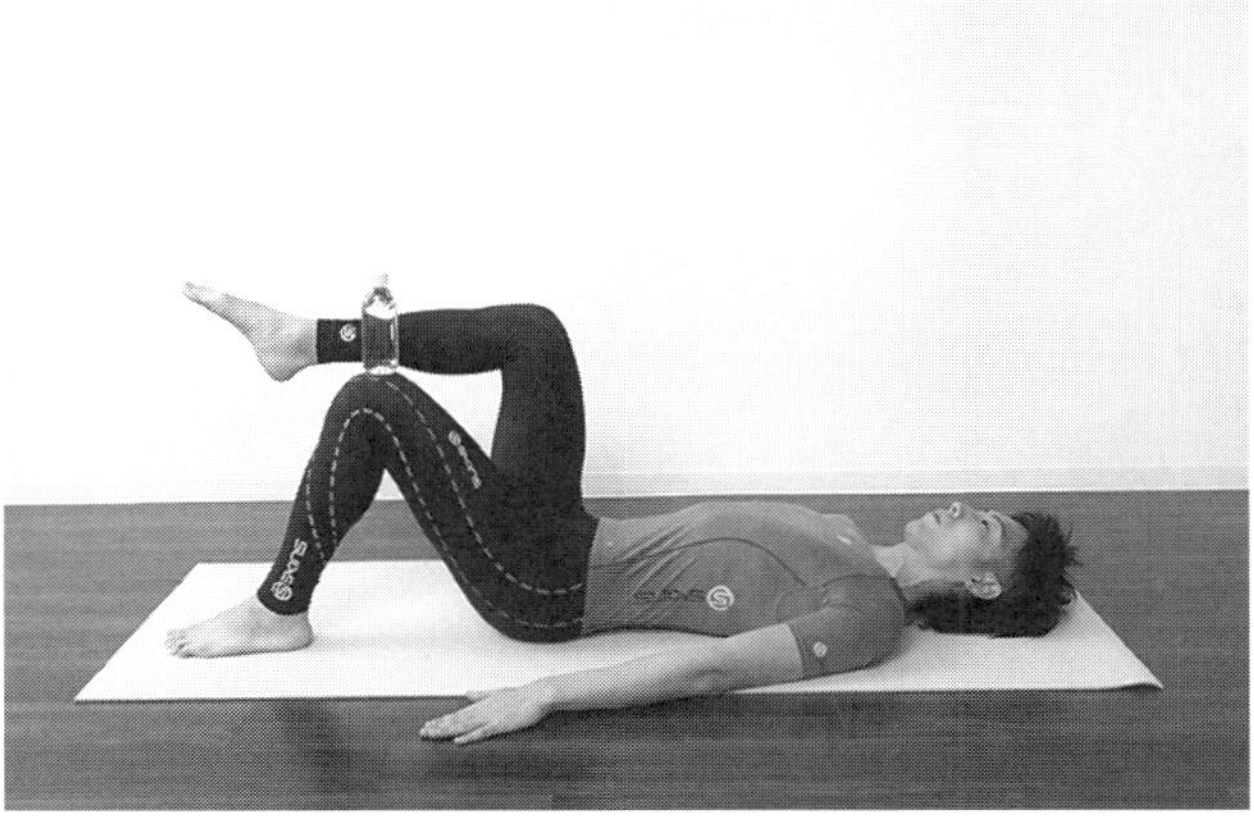

■腸腰筋・大腿直筋（股関節前〜もも前）のトレーニング・応用編

今度は膝を伸ばして行います。大腿直筋が、より鍛えられます。

①片方の膝を90度に曲げ、鍛える足は膝を真っすぐにします。骨盤はニュートラル、腰の下に手のひらが入る程度の空間をつくっておきましょう。

①

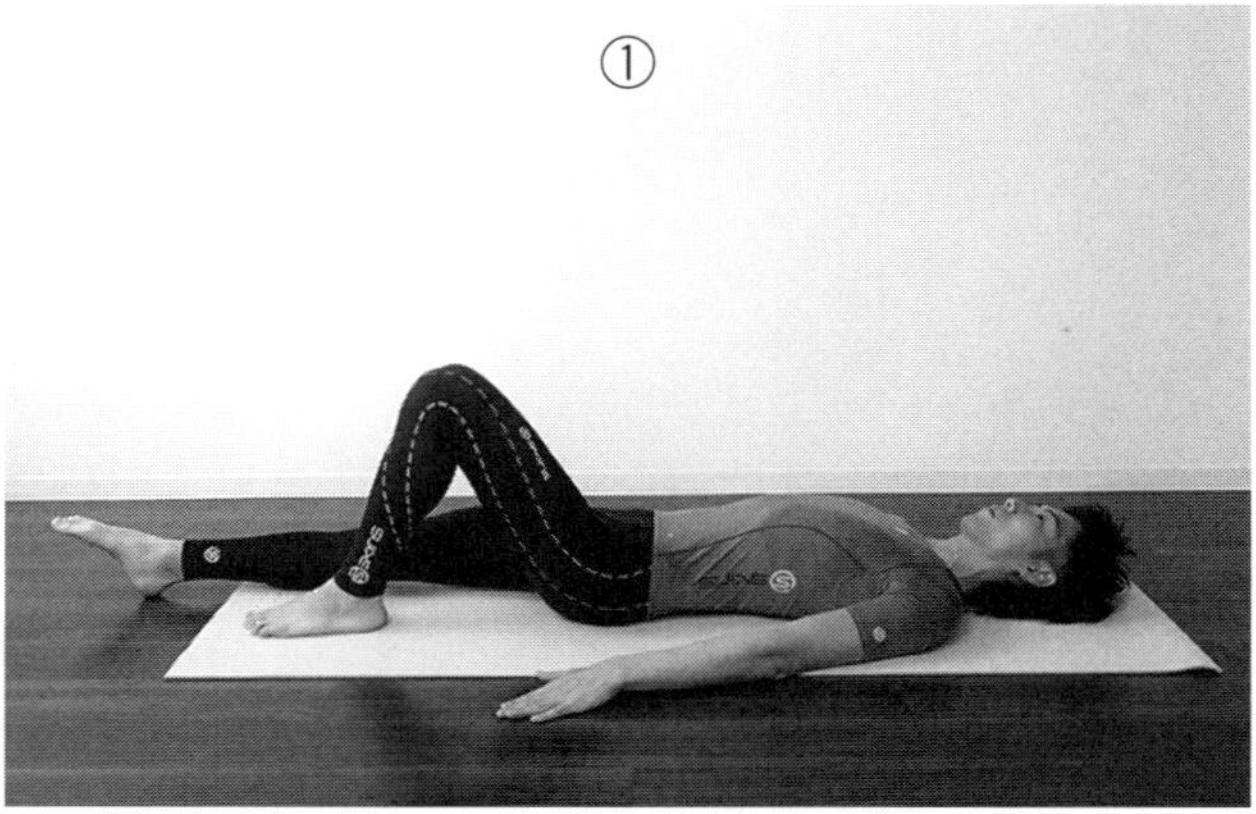

②

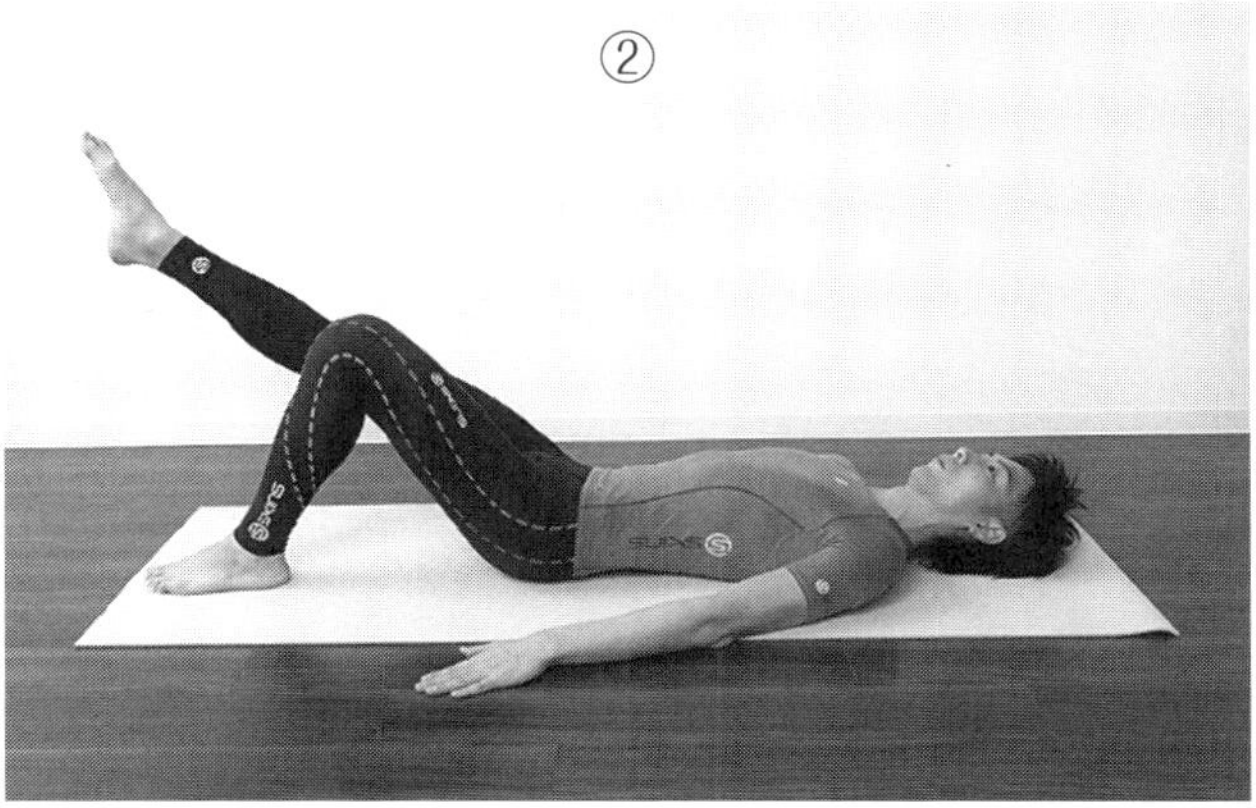

②お腹を引っこめて、肋骨で息を吸いながら曲げている膝の高さまでゆっくりと上げ、息を吐きながら床すれすれまでゆっくりと下ろします。これを10回繰り返します。特に下ろした時に腰が反らないように注意しましょう。

■菱形筋群・僧帽筋・広背筋・脊柱起立筋群・腰方形筋（背中〜腰）のトレーニング

背中の筋肉のトレーニングです。

①うつ伏せに寝て、おでこは軽く床につくようにします。

②両足は少し開き、左右のかかとは少し寄せるようにして、つま先は少し外を向くようにします。お腹の下に少し空間ができるようにお腹とお尻の穴を引っこめます。

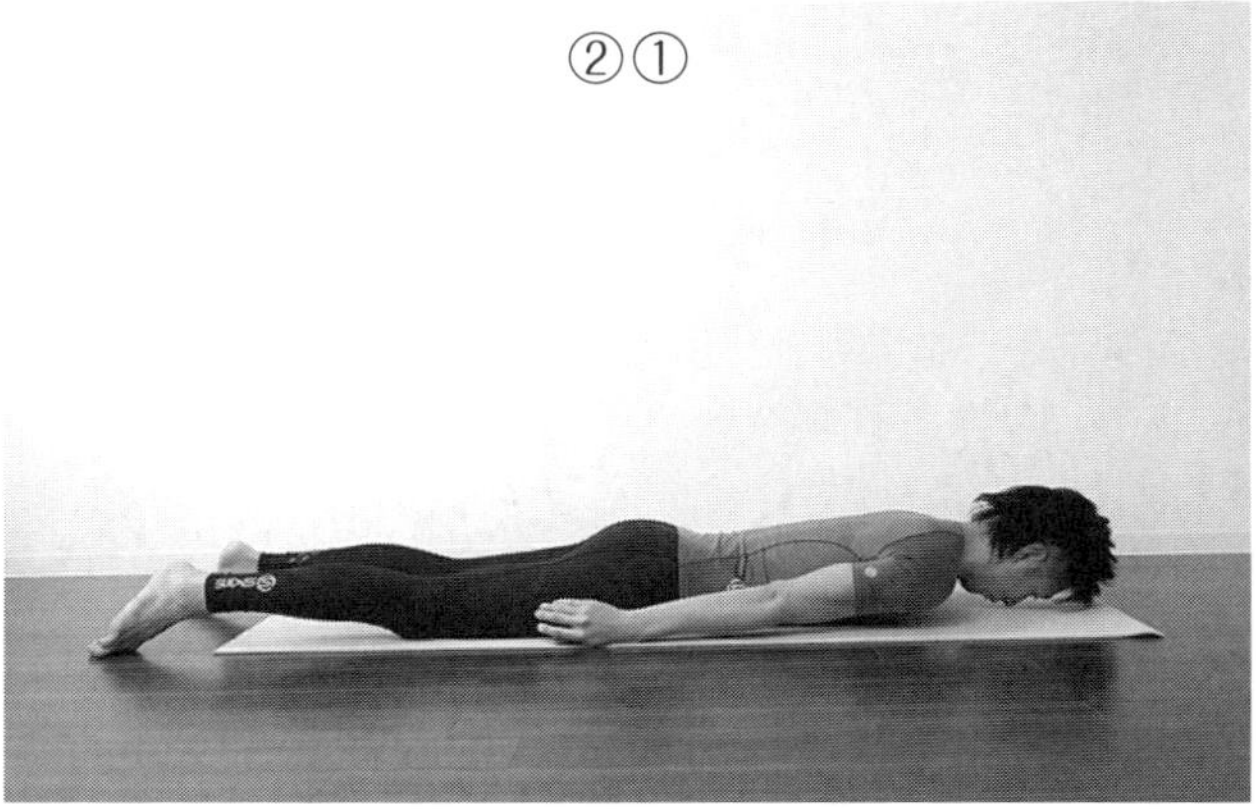

❸猫背姿勢のためのトレーニング

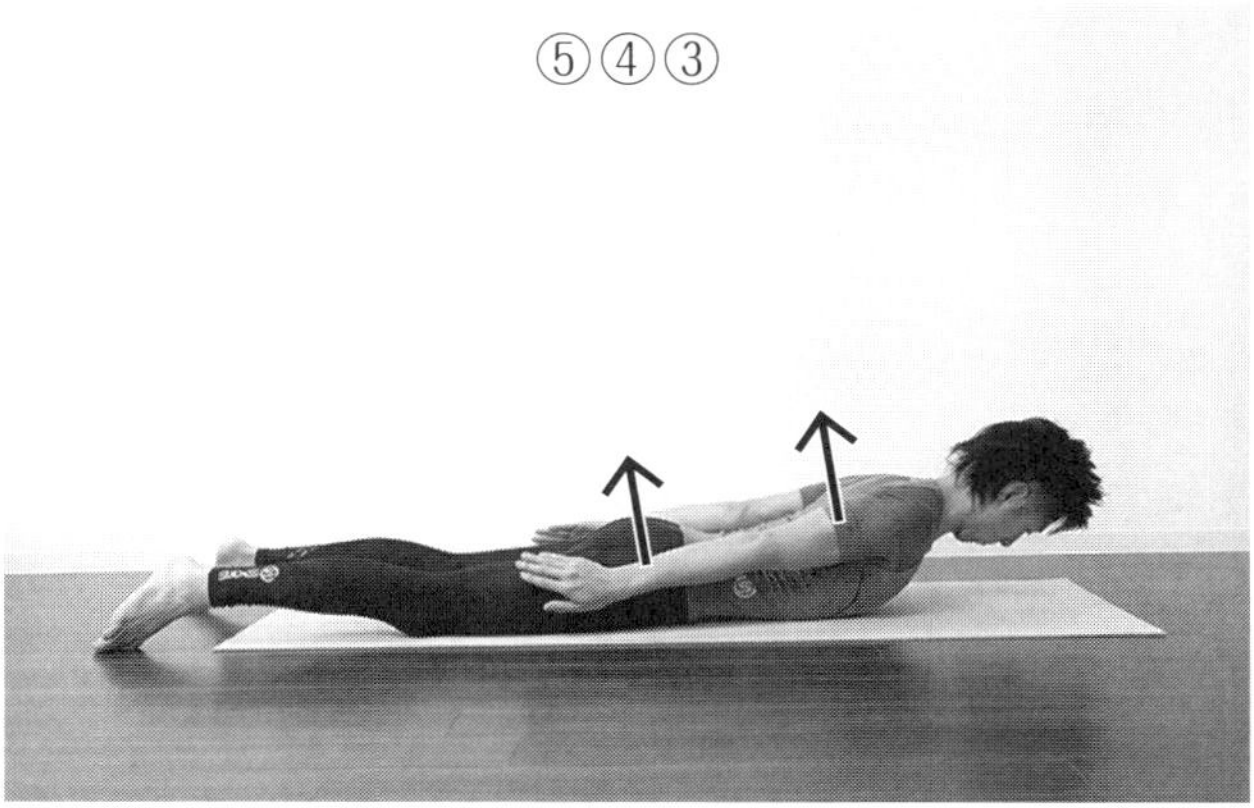

③お腹は引っこめたまま（肋骨を広げるように）息を吸い、吐きながら肩甲骨を寄せて、両手を上げ、上半身を少し起こします。

④その状態で5秒間～10秒間キープします。

⑤息を吸いながら手を下ろし、上半身を下ろします。

（3）左右歪み姿勢を徹底改善

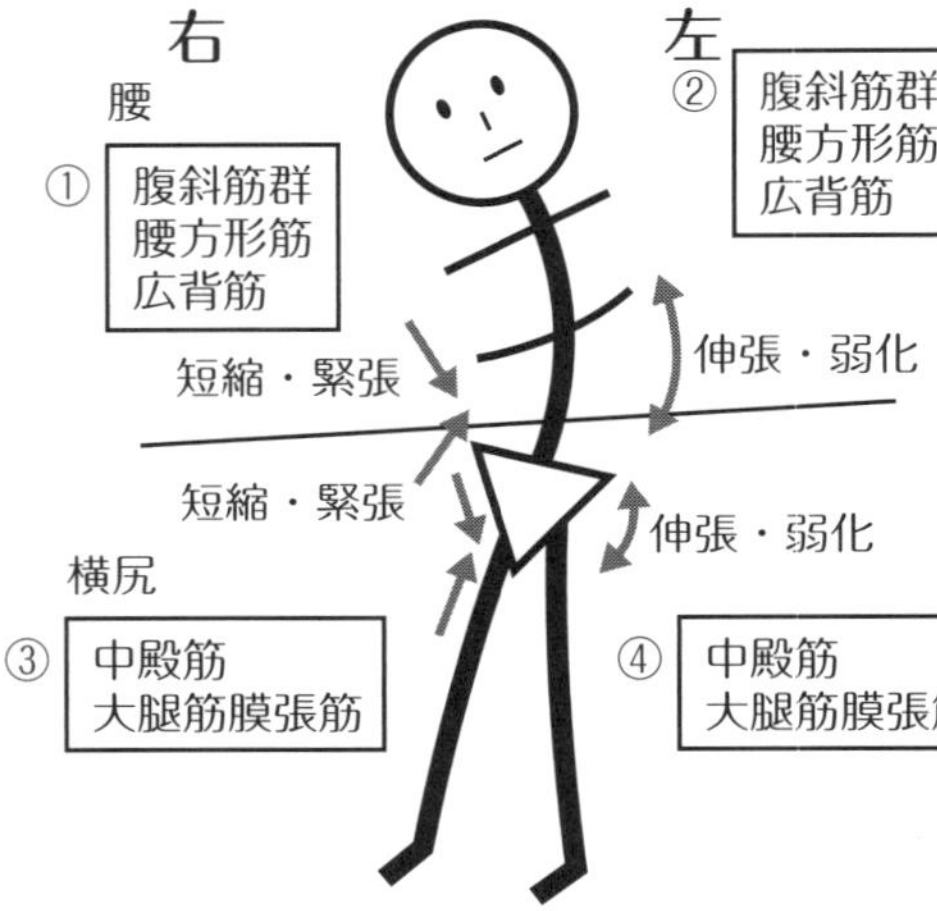

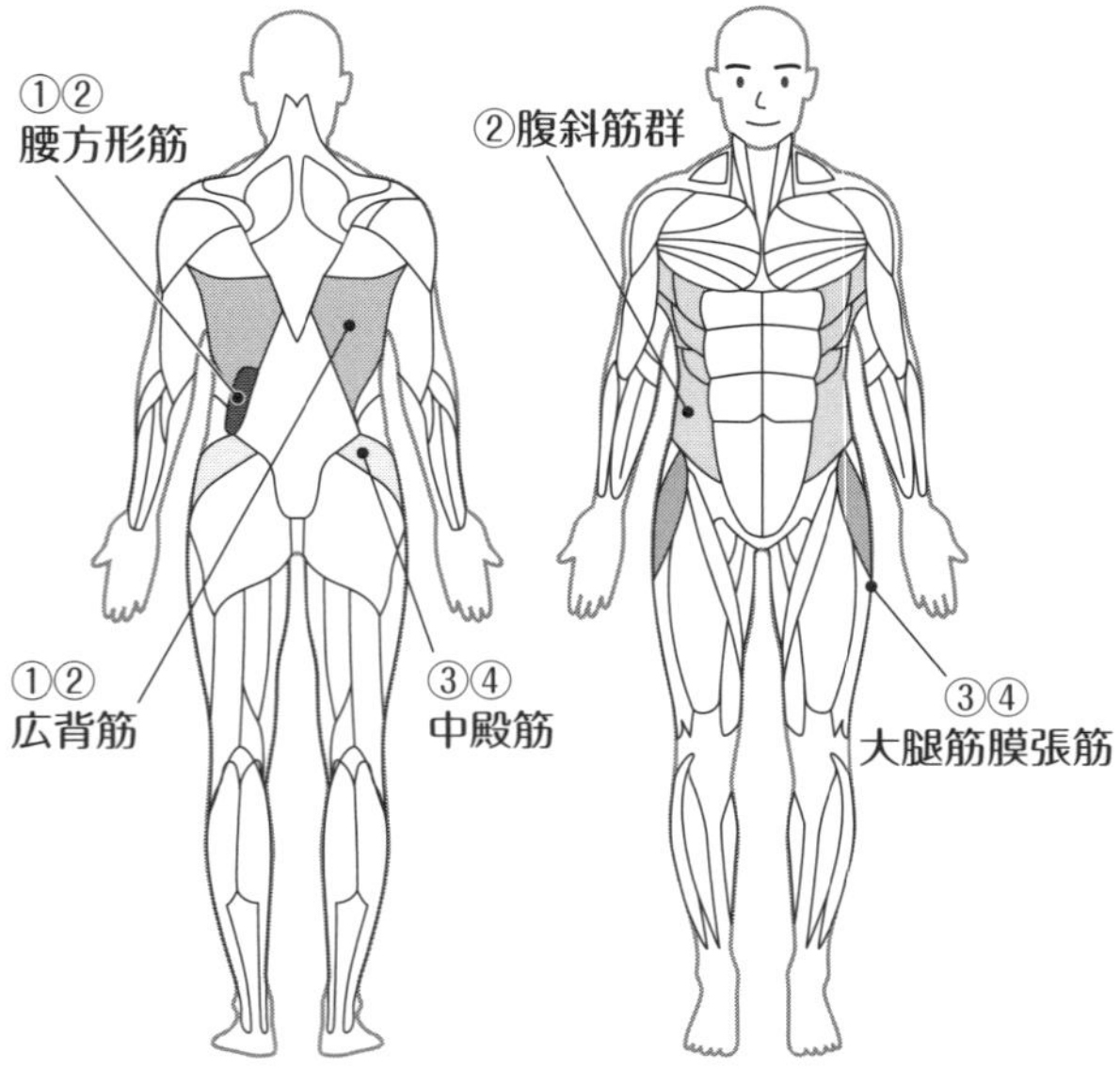

左右歪み姿勢とは

■左右歪み姿勢の筋肉の状態

左右歪み姿勢の人は、それぞれの筋肉が、右歪みの場合だと次のような状態になっています。

①右の腹斜筋群・腰方形筋・広背筋が短縮・緊張している
②左の腹斜筋群・腰方形筋・広背筋が伸張・弱化している
③右の中殿筋・大腿筋膜張筋が短縮・緊張している
④左の中殿筋・大腿筋膜張筋が伸張・弱化している

❶左右歪み姿勢のためのストレッチング

ここでは、左右歪み姿勢の人が行うストレッチングをご紹介していきます。縮んでいる側を主に伸ばしていきます。（基本は肋骨呼吸）

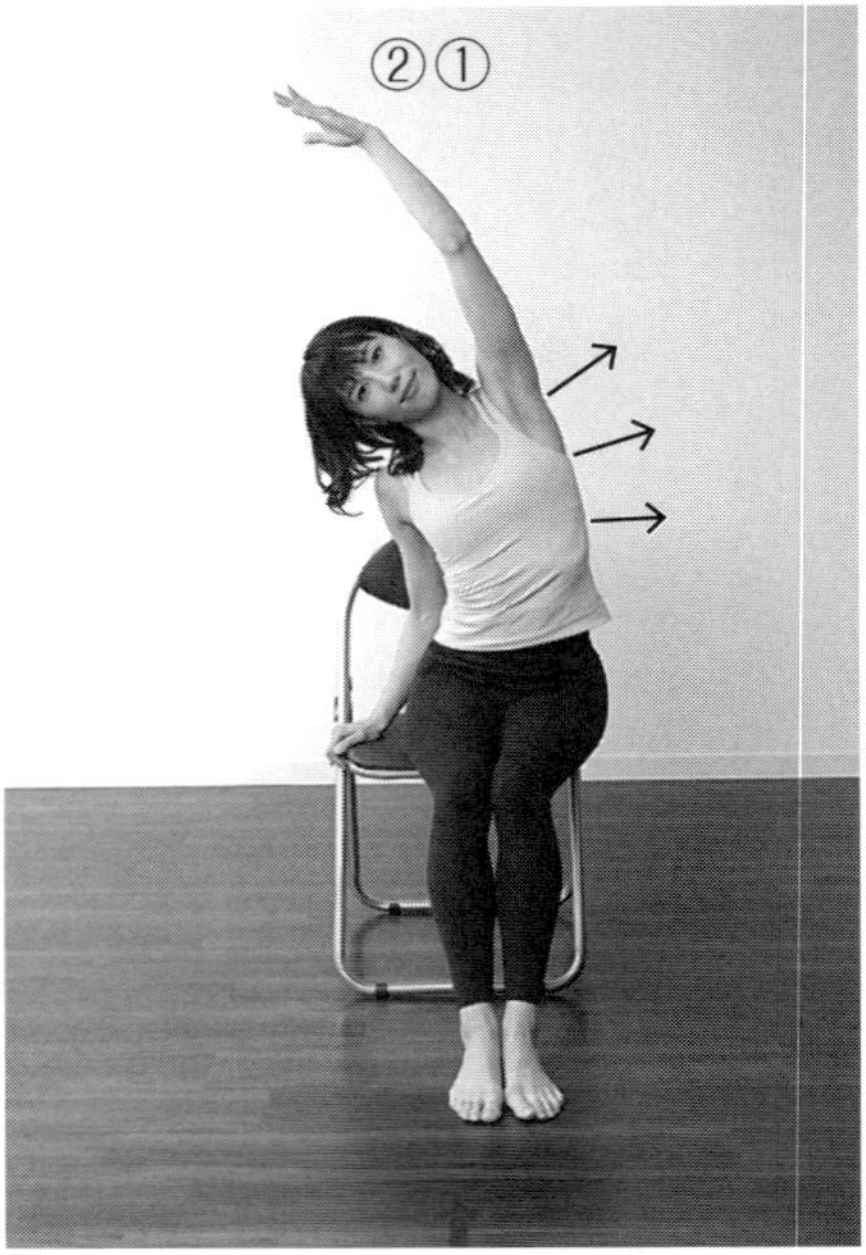

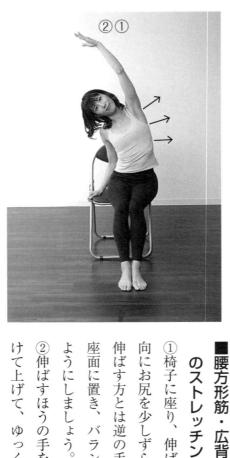

■腰方形筋・広背筋（腰）のストレッチング

①椅子に座り、伸ばしたい方向にお尻を少しずらします。伸ばす方とは逆の手は椅子の座面に置き、バランスを取るようにしましょう。

②伸ばすほうの手を天井へ向けて上げて、ゆっくりと息を吸い、吐きながら、座面に置

いた手でしっかりと押しながら、伸ばした手を逆方向に倒していきます。伸ばしているほうの腰が伸びたところで肋骨を広げるように15～30秒間キープします。

■中殿筋・大腿筋膜張筋（尻横）のストレッチング

お尻の横の筋肉のストレッチングです。

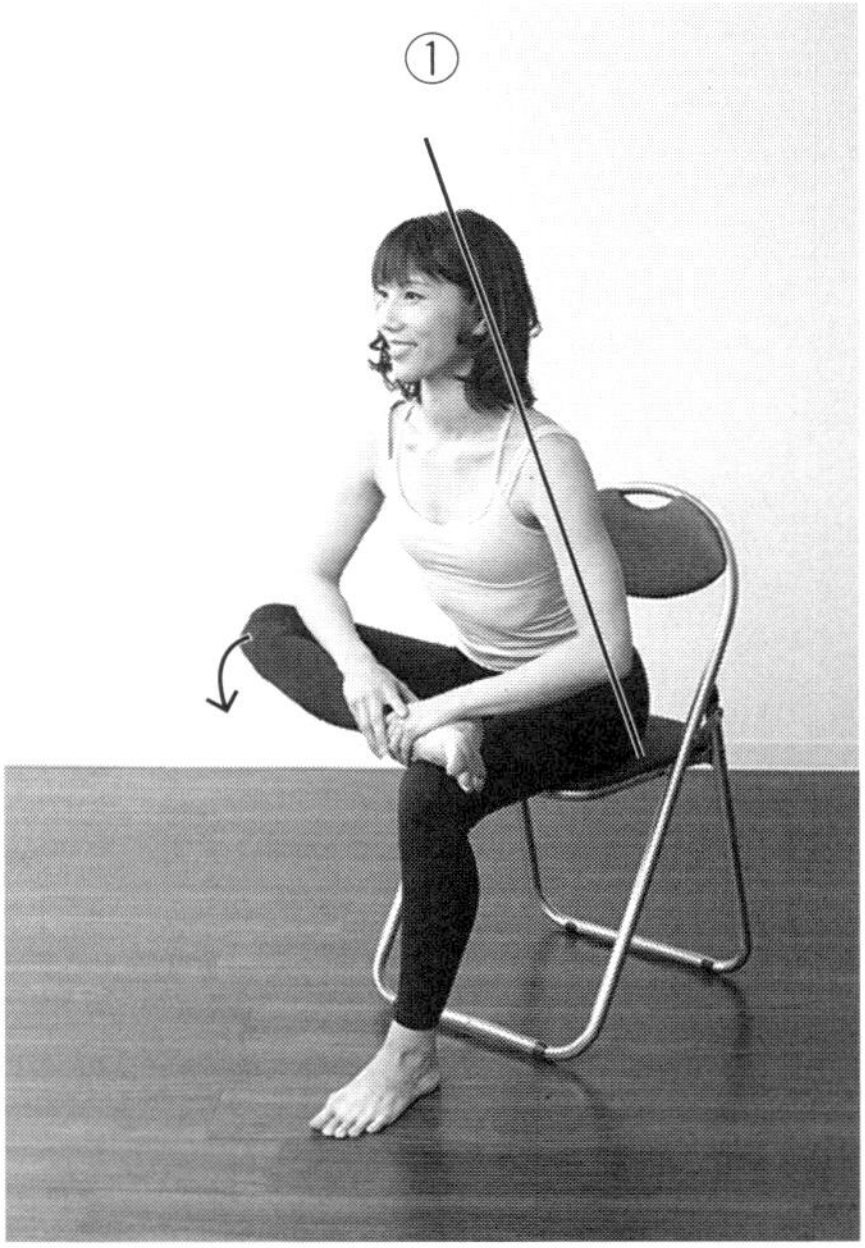

①椅子に座り、伸ばす足の外くるぶしを反対の足の膝にのせます。

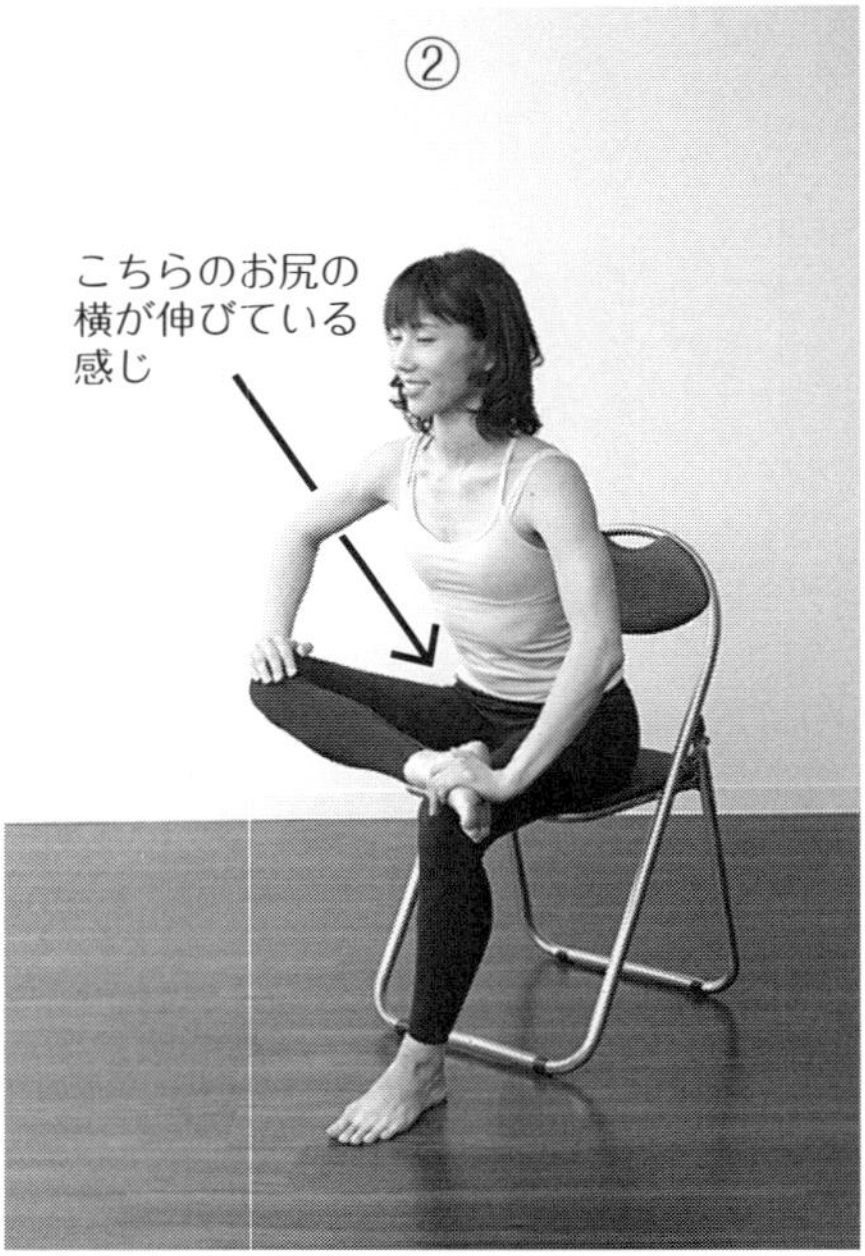

②頭からお尻までが一直線上になるようにして、頭が遠くを通るようなイメージで、外くるぶしをのせた側のお尻の横が伸びている感じがするところまで前に倒していきます。その状態で15秒間～30秒間キープします。股関節の痛みがある人は無理しないこと。

■腹斜筋群（ウエスト）のストレッチング

①椅子の背もたれに対して体が垂直になるように座ります。
②伸ばしたい側の足を反対の足の上に、組むような感じでのせます。

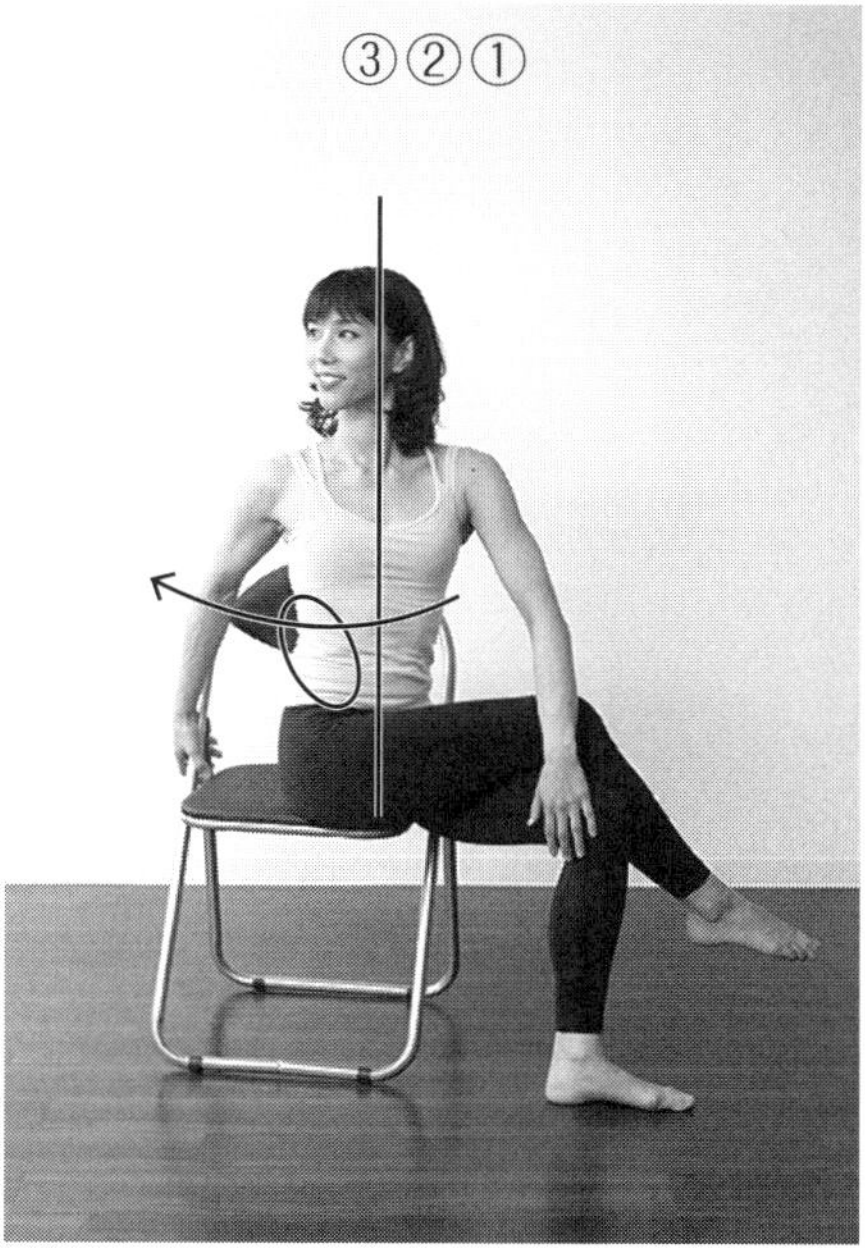

③伸ばしたい側とは反対の手で膝をおさえて、体を後ろにひねっていきます。そして鼻からゆっくりと息を吸う、吐くを繰り返します。頭は天井に引き上げるようなイメージで行いましょう。ウエストが伸びているイメージで15～30秒間。腰が痛い人、股関節が痛い人は無理しないこと。

お腹呼吸法

〈お腹呼吸〉 息を吸う時にお腹をふくらませ、
吐く時にお腹をへこませる。

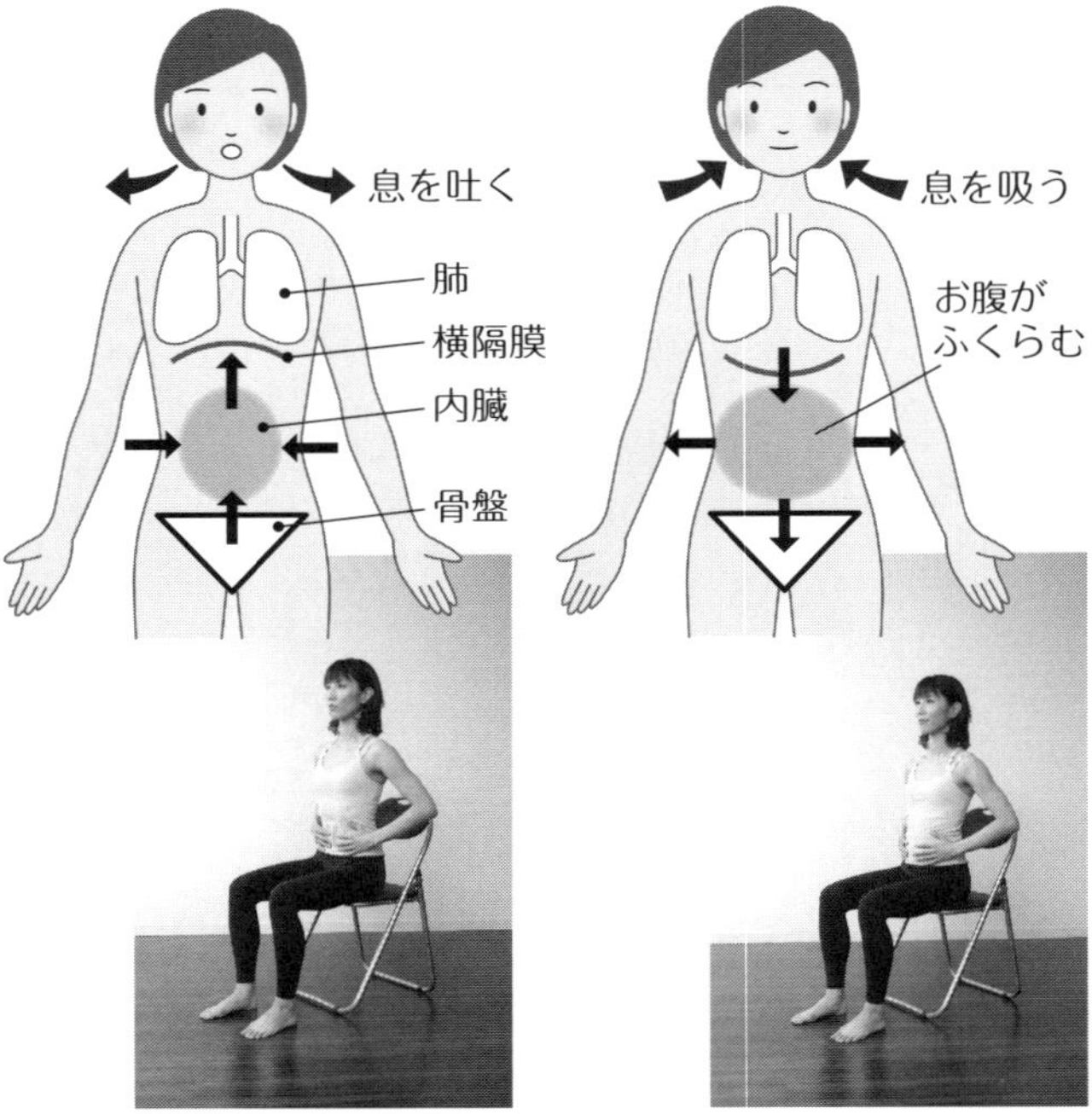

吐く　　　吸う

●お腹呼吸

（1）椅子に座って、骨盤を起こします
（2）両手をお腹にあてます
（3）鼻から息を吸ってお腹をふくらませます
（4）口から吐きながらお腹をへこませ、お尻の穴を
ゆっくり頭の方に引き上げます

❷左右歪み姿勢のための呼吸法

肋骨呼吸法

〈肋骨呼吸〉 息を吸う時に胸をふくらませる。お腹は吸う時も吐く時も引っこめた状態。

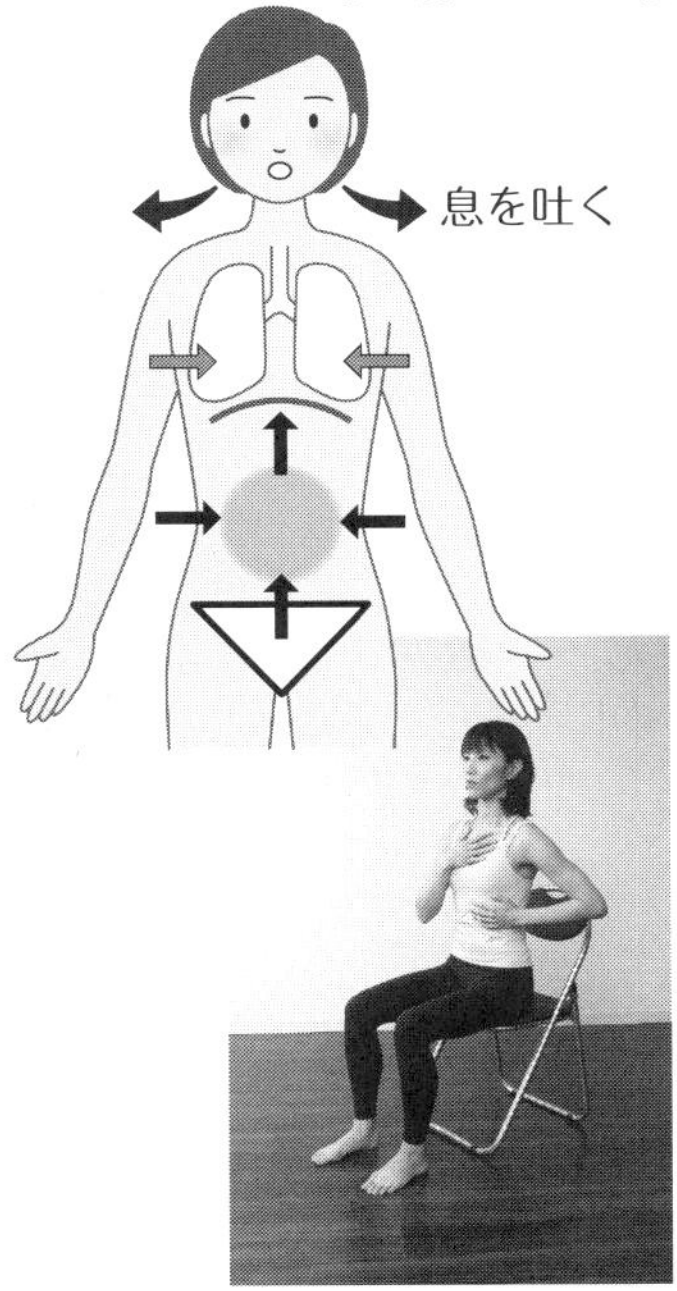

吐く

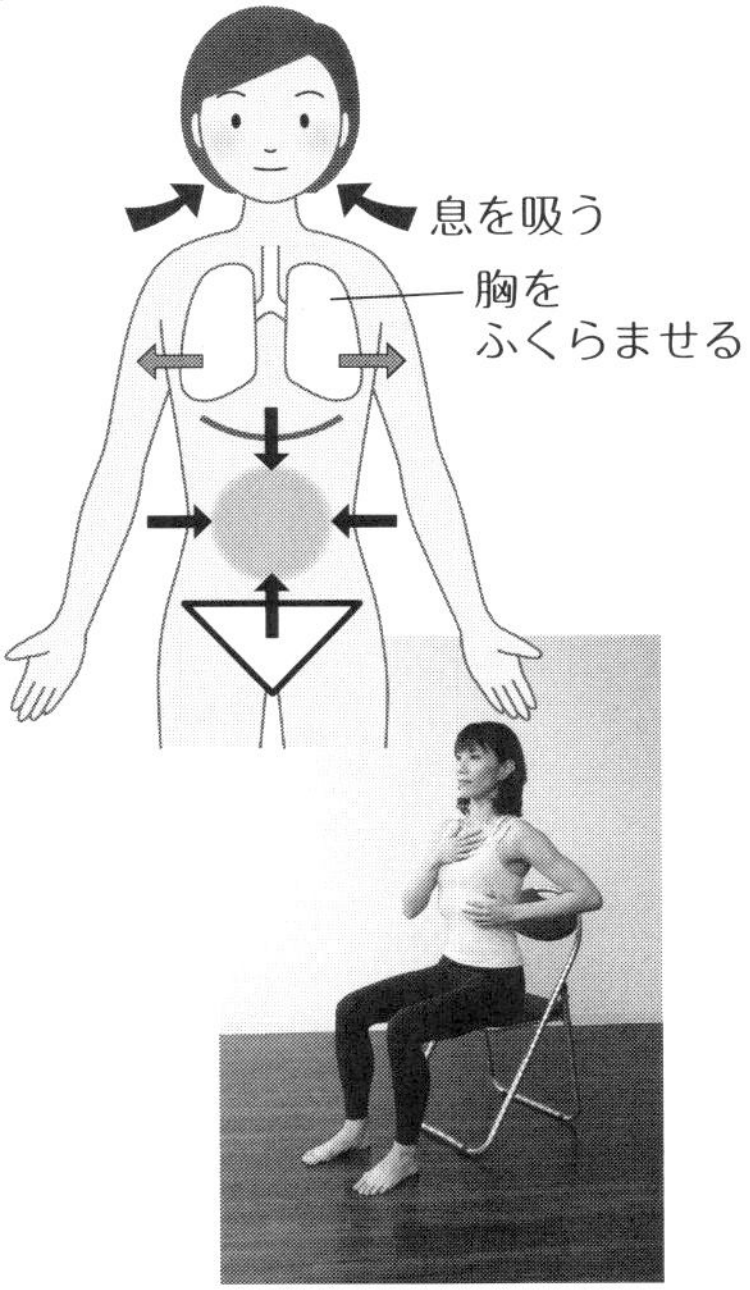

吸う

●肋骨呼吸

（1）椅子に座って、骨盤を起こします
（2）右手を胸の前（上の肋骨）、左手を肋骨横（下の肋骨）にあてます
（3）お腹呼吸の吐ききった状態（お腹を引っこめてお尻の穴を頭の方に引き上げる）
（4）鼻から息を吸い、肋骨を広げます
（5）口から息を吐き、肋骨をしぼっていきます
※この時にお腹は引っ込めたまま、お尻の穴は締めたままキープ

❸左右歪み姿勢のためのトレーニング

ここでは、左右歪み姿勢の人が行うトレーニングをご紹介していきます。

（基本は肋骨呼吸）

■腹斜筋・腰方形筋・広背筋（ウエスト）のトレーニング

伸張・弱化している側を主にトレーニングしていきます。

①横向きに寝て、両膝は90度に曲げ、股関節は45度ほど曲げるようにし、お尻とかかとが一直線上になるようなポジションをとります。一方の手を天井にむけて上げ、もう一方の手は枕のように頭の下におきます。

お腹を引っこめて、床側のウエストの下に空間

①

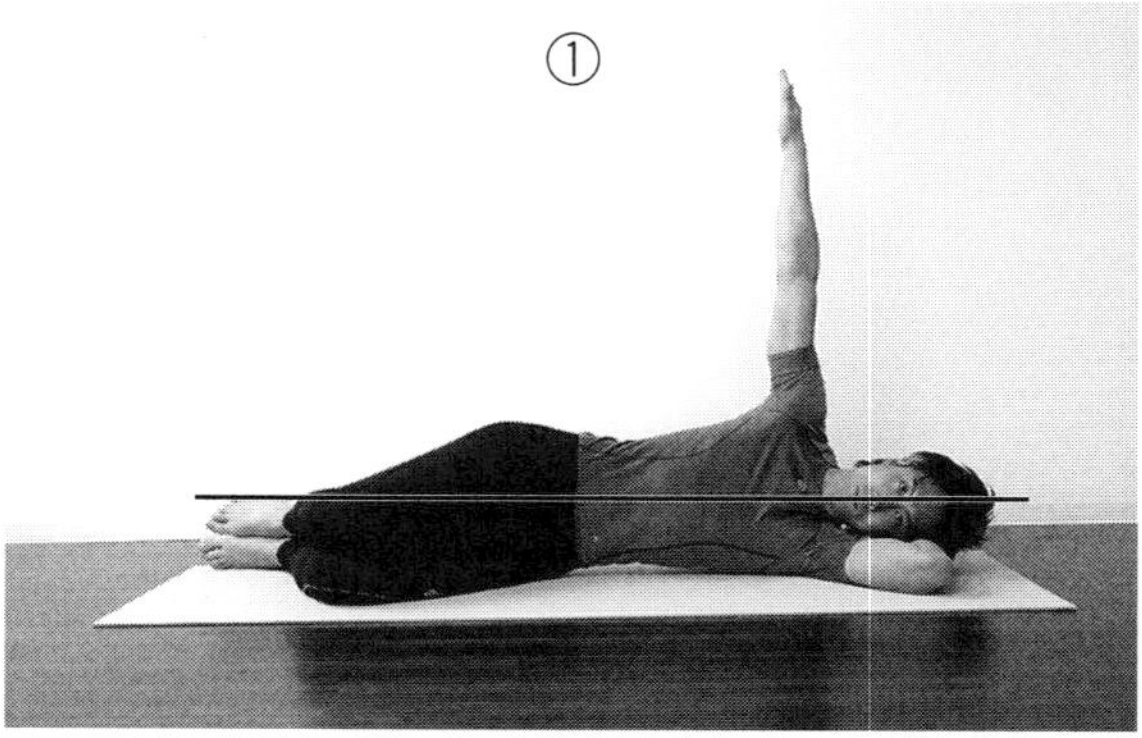

②

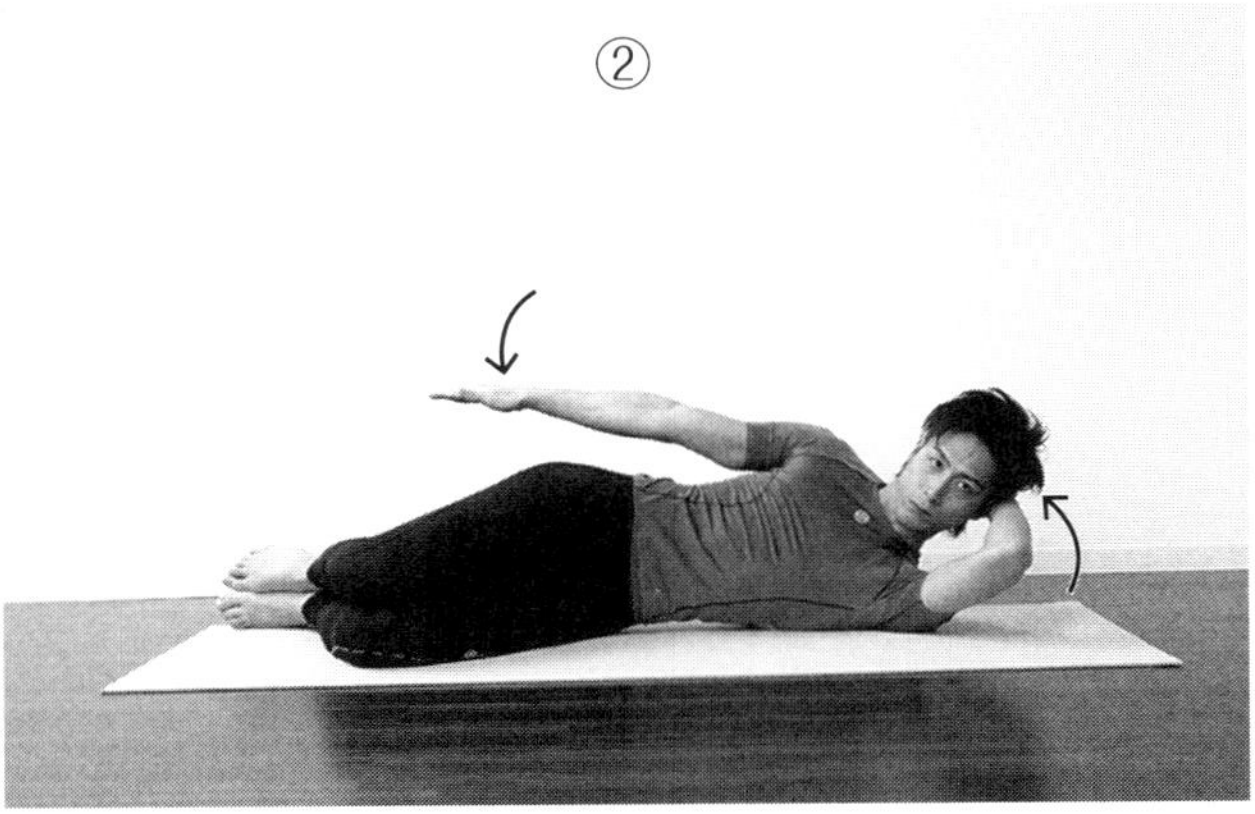

ができるようにします。

②ゆっくりと肋骨で息を吸い、そして吐きながら天井に向けた手を下ろし、上体を起こして5秒間から10秒間キープします。これを3回繰り返します。

②①

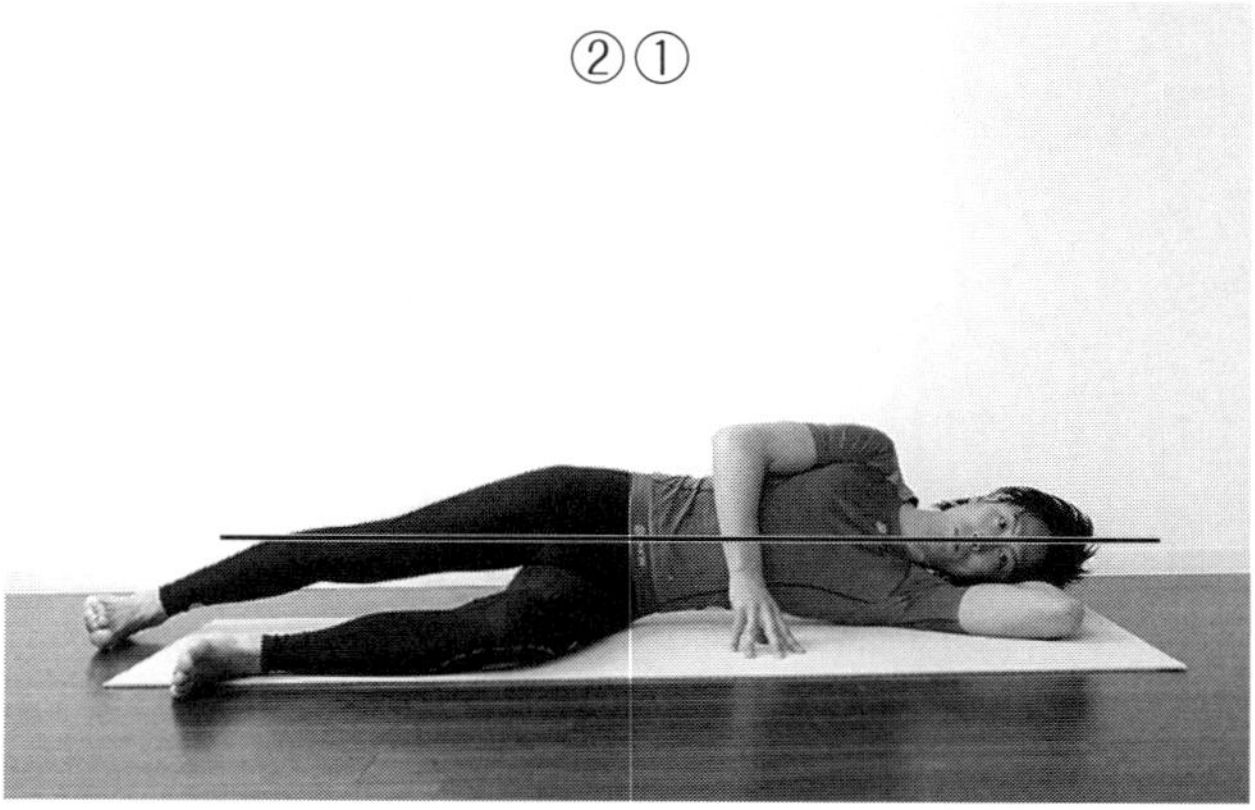

■中殿筋・大腿筋膜張筋（尻横）のトレーニング

伸張・弱化している側を主にトレーニングしていきます。

①横向きに寝て、下側の足は股関節を90度に曲げ、上側の足は真っすぐにし、体の軸よりも少し前に出るようにしておきます。

②お腹を引っこめて、下側のウエストの下に空間ができるようにします。

③

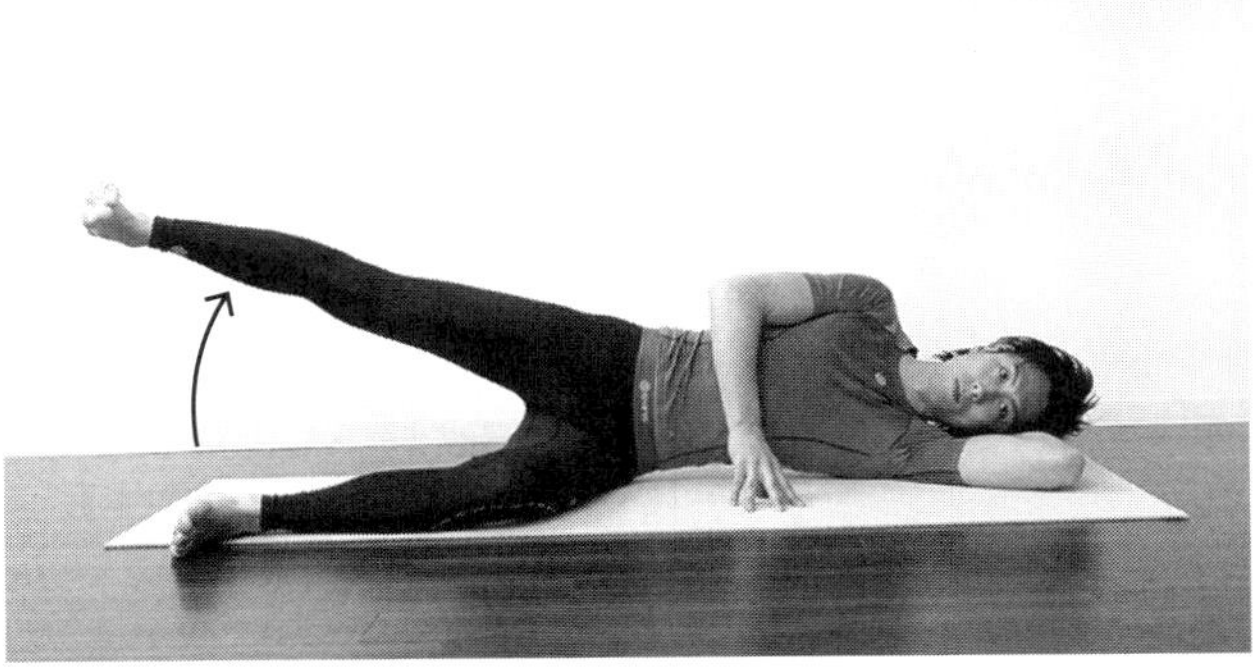

③ゆっくりと息を吸い、吐きながら、伸ばした足を骨盤の位置よりもやや高いところまで上げる。お腹を締めて、下側のウエストの空間がつぶれないようにします。

④5秒間～10秒間キープしたあと、ゆっくりと下ろします。これを3回繰り返します。

エピローグ

姿勢が変われば人生が変わる

医学・医療は、最新の研究成果が臨床に反映され、検査法・手術法・医療機器・薬剤などが目まぐるしく進歩して、それによって多くの人の命や人生が救われています。

しかし、その反面で「なぜその痛みや不調が起きてしまったのか」という根本の原因に向き合っていない気がします。

数年前、私のところにやってきた中学生のサッカー選手は膝を痛め、病院を受診したところ、レントゲンやＭＲＩでは異常がみられず、原因不明とされました。痛みが強かったため松葉杖を使うように指示されましたが、一向に痛みがとれず、２カ月間も杖を使った生活が続いていました。

当然、試合に出るどころか、練習さえできません。大好きなサッカーを辞めるかどうかの選択を余儀なくされる中、ある方から紹介されて、親御様と一緒に私のスタジオにいらっしゃいました。

まず、この選手から、痛みが出た状況や経緯、過去の怪我などを問診した後に、筋・筋膜の状態、関節の可動性、姿勢や動きの評価を行いました。

すると、特に身体の前面を覆う筋膜が硬く、姿勢の歪みもありました。

痛みが出た日はシュート練習と腹筋はメインだったということで、前方の筋・筋膜を過剰に使ったことによる筋膜性の痛みであると判断しました。

そこで最初に腹部の筋膜をゆるめると膝の痛みが緩和し、立てるようになりました。引き続き股関節から膝にかけての筋膜をゆるめ、正しい姿勢を取り戻すための指導をしたところ、痛みが完全に消え、杖なしで歩けるようになったのです。

その日のうちに病院の松葉杖を返しに行ったそうですが、担当のドクターはびっくりして目を丸くしていたそうです。

このサッカー選手のように、痛みや不調の原因を追究し、姿勢を直せば、痛みや不調が消えてしまうことは稀ではありません。

この選手にとって、この痛みが解消できるかどうかは、人生の分岐点と言っても過言ではありません。痛みが解消すれば大好きなサッカーを続けられ、もしかしたらプロサッカー選手になるかもしれません。

痛みが解消できなければサッカーを引退し、サッカーから離れた人生を模索しなくてはなりませんが、この場合は身体の痛みだけでなく、精神的に大きな痛みを受けることも考えられます。

だからこそ私たちは責任と思いを持って接していかなくてはなりません。

私は「姿勢が変われば人生が変わる」と言い続けています。本文でもお伝えしてきたように、皆様が悩まれている不調や痛みの根本的原因は「不良姿勢」にあるからです。

是非、痛みや不調で悩まれている方は本書を読み、ご自身にあてはまる姿勢改善の3ステップエクササイズを行ってみてください。

また、現在痛みや不調がない方は、3ステップエクササイズを継続し、ご自身と大切な方のために健康で居続けてください。

私は、「世界中に健幸の波紋を広げる」という理念で活動しています。たとえどんなに裕福な暮らしをしていても、健康であるからこそ幸せを感じられるのだと思います。したい時にしたいことができる、行きたいところへ行ける、会いたい人に会える、食べたいものが食べられる。

全て健康だからこそ実現できることです。

ぜひとも、本書をお読みいただいた皆様が、３ステップメソッドを行うことによって、正しい姿勢を取り戻し、「健幸」な日々を過ごし続けていただけたら幸せです。

二〇一九年八月

花岡正敬

あらゆる不調は姿勢力で治せる！

著　者　花岡正敬
発行者　真船美保子
発行所　KK ロングセラーズ
東京都新宿区高田馬場 2-1-2　〒 169-0075
電話（03）3204-5161（代）　振替　00120-7-145737
http://www.kklong.co.jp

印　刷　大日本印刷（株）
製　本　（株）難波製本
落丁・乱丁はお取り替えいたします。※定価と発行日はカバーに表示してあります。
ISBN978-4-8454-2438-2　Printed In Japan 2019